ペリオリテラシー

歯周治療をめぐる情報のインプット・英知のアウトプット

山本浩正 著

Perioliteracy
Input of information
and output of wisdom
over periodontal
therapy

医歯薬出版株式会社

This book was originally published in Japanese
under the title of :

Perioliteracy—Sisyutiryo-o Meguru Zyoho-no Inputto・Eiti-no Autoputto

(Perioliteracy—Input of Information and Output of Wisdom Over Periodontal Therapy)

Yamamoto, Hiromasa
   Yamamoto Dental Clinic

© 2013 1st ed.

ISHIYAKU PUBLISHERS, INC.
   7-10, Honkomagome 1 chome, Bunkyo-ku,
   Tokyo 113-8612, Japan

はじめに

　私が大学を卒業したころはまだネット社会が到来しておらず，そのため情報の入手には手間と時間がかかった．図書館でコピーしたり，友人に頼んだりして過去の文献を集めていた．しかもその文献も今のようにランダム化比較試験や，メタアナリシスのような手法がなかったため，いくつかの文献から全体像や真理を"妄想"していたものだ．当然のことながら人によって妄想は異なるので，いろんな意見が歯科界に錯綜することになった．

　ネットの普及で情報の量とスピードが飛躍的にUPし，研究やその論文作成作業もバイアスの排除，統計処理などの導入で精錬されたものになってきている．EBM(Evidence Based Medicine) という潮流は"妄想患者（私を含む）"に一定の方向性を示す役割を果たしている．さてさてその結果，われわれの臨床の質が向上し，患者さんは以前より得をして喜んでおられるだろうか？

　情報リテラシーはネット社会におけるあふれる情報の中から，適切な情報を選び出してインプットするということ，そして情報の発信者にとっては適切な情報をアウトプットするということを含意している．歯科医学においてもこの情報リテラシーの向上が要求されるのは当然のことである．しかしながら，情報をインプットする際の情報源から"患者さん"が抜け落ちていると大きな歪みが生じる．患者さんから発せられる情報や患者さんに提供する情報はネット社会になっても，量が増えるわけでもスピードがUPするわけでもない．生身の人間同士の間でやり取りされるコミュニケーションという枠組みは，そんなに簡単に変わるものではないのだ．情報量に圧倒されEBMというプレッシャーにさらされているうちに，患者さんという生身の人間の身体性や心理性を感知するセンサーの感度が落ちてきているかもしれない．パソコンのモニターを見て，顔を見ない医師に対して不満がつのるというのもその表れだろう．

　そこで，患者さんの体を理解するためのBiology，患者さんを良くするためのTechnique，患者さんが得をして損をしないようにするためのEvidence，患者さんの気持ちを理解するためのCommunicationの4つの方向からペリオを捉えようと，2011年4月から2012年3月まで『歯界展望』で「BTECでペリオ」という連載の機会をいただいた．本書はそれに加筆してまとめたものである．タイトルも私の想いを込めて"ペリオリテラシー"という造語に変更した．コラムではエビデンスの無いような話ばかり好き勝手に書かせていただいたが，執筆時点での私の考えということでティーブレイク用に読んでいただければ幸いである．

　最後に，連載時よりお世話になった藤本憲明氏，きれいに本にまとめていただいた中村　伸氏に衷心よりお礼申し上げます．また，原稿を書きだしたら部屋に閉じこもる私を温かくサポートしてくれる妻優子，診療中でも院長室に閉じこもる私をサポートしてくれる歯科衛生士スタッフに心より感謝します．みんなありがとう！

2013年1月吉日

山本浩正

ペリオリテラシー

歯周治療をめぐる
情報のインプット・英知のアウトプット

Perioliteracy
Input of information and output of wisdom over periodontal therapy

CONTENTS

はじめに ……………………………………………………………………… iii

第1章　新しい歯周治療のあり方

1　ペリオリテラシー …………………………………………………………… 2
　はじめに
　長〜いプロローグ
　西洋医学の本質
　虚像としての健康と病気
　歯周病は実在しない
　歯周治療への取り組み

コラム　オーバーとアンダー　その① ……………………………………… 8

第2章　ポケットのペリオリテラシー

2　ペリオリテラシーを上げるためのポケットのバイオロジー ……………… 12
　はじめに
　ピラミッドは傾いている！？
　ピラミッドの住人
　食料問題と抗菌療法
　歯周病菌攻撃の主役，好中球
　Aa菌特異的抗体ができるまで
　どうして歯周病は勝手に治らないのか？
　根面デブライドメント考
　抗菌療法と根面デブライドメント

CONTENTS

　　上皮細胞内 *P gingivalis* への生体反応は？

コラム　オーバーとアンダー　その② ……………………………………………… 24

3　ペリオリテラシーを上げるためのポケット療法のテクニック（非外科療法） 26
　　はじめに
　　Cause related region と Result related region
　　非外科的ポケット療法の"意図"
　　外科的ポケット療法の"意図"
　　非外科療法と外科療法の関係
　　非外科療法におけるテクニック
　　グレーシーキュレットのテクニック
　　超音波スケーラーのテクニック

コラム　"はずれている感"という呪縛 ………………………………………………… 36

4　ペリオリテラシーを上げるためのポケット療法のテクニック（外科療法） 38
　　はじめに
　　外科的ポケット療法のゴール
　　切除療法におけるテクニック
　　組織付着療法におけるテクニック
　　再生療法におけるテクニック

コラム　俺の話を聞け ……………………………………………………………………… 47

5　ペリオリテラシーを上げるためのポケットのエビデンス ………………………… 48
　　はじめに
　　はじめにの次に
　　深いポケットは細菌だらけ
　　深いポケット内の細菌はアンコントローラブル
　　深いポケットは悪化しやすい？
　　出血するとどうして良くないの？
　　BOPと付着の喪失との関係
　　その他の歯周組織検査について

コラム　われわれは未来に支配されている？ ………………………………………… 56

6　ペリオリテラシーを上げるためのポケットをめぐるコミュニケーション 58
　　はじめに
　　来院動機とコミュニケーション
　　コミュニケーション感度
　　ポケットの情報提供
　　言葉の選択

コラム　元日朝 6 時の Connecting the dots　その① ～アンチ・アンチエイジング～　68

第 3 章　歯肉退縮のペリオリテラシー

7　ペリオリテラシーを上げるための歯肉退縮のバイオロジー & エビデンス　72
はじめに
体脂肪率と歯ぐき
歯ぐきを太らす方法
歯ぐきを痩せさせる方法
炎症性歯肉退縮と非炎症性歯肉退縮
非炎症性歯肉退縮の特徴
非炎症性歯肉退縮の病因論
今さらながら歯肉退縮の定義

コラム　元日朝 6 時の Connecting the dots　その② ～不健康は快楽？～ ………… 80

8　ペリオリテラシーを上げるための歯肉退縮へのテクニック ……………… 82
はじめに
非炎症性歯肉退縮への外科処置―根面被覆術
適応症の見極め
実際は多い非外科療法

コラム　元日朝 6 時の Connecting the dots　その③ ～自分を"消す"ということ～　90

9　ペリオリテラシーを上げるための歯肉退縮をめぐるコミュニケーション　92
はじめに
健康オタクに多い歯肉退縮
どんな言葉を選択すべきか？
歯肉退縮に付随してくるもの
歯肉退縮の監視
もう一つの敵

コラム　構造主義的歯周治療学？ ……………………………………………………… 99

第 4 章　骨欠損のペリオリテラシー

10　ペリオリテラシーを上げるための骨欠損のバイオロジー ……………… 102
はじめに
本来の骨形態と骨欠損
どうして骨欠損ができるのか？

　　　　どうして"そこに"骨欠損ができるのか？
　　コラム　文章を書くということ　………………………………………………　**111**

11　**ペリオリテラシーを上げるための骨欠損治療のテクニック**………………　**112**
　　　　はじめに
　　　　骨欠損治療のゴール
　　　　骨を触らないマジックパワー
　　　　骨がないのに骨切除？
　　　　骨欠損の修正はあきらめる
　　　　できれば元の鞘に戻したい
　　　　再生療法がうまくいく症例
　　　　再生療法後の治癒の予測
　　コラム　変わることの重要性　………………………………………………　**122**

12　**ペリオリテラシーを上げるための骨欠損のエビデンス＆コミュニケーション**
　　　　………………………………………………………………………………　**124**
　　　　はじめに
　　　　骨欠損は本当に悪か？
　　　　再生療法ではどれくらい再生するのか？そしてそれは維持できるのか？
　　　　骨欠損への対応とブラッシング
　　　　稿を終えるにあたって
　　コラム　欲望の欲望　〜患者さんの求める歯科衛生士像〜　………………　**134**

索引　………………………………………………………………………………　**137**

第 1 章
新しい歯周治療のあり方

1 新しい歯周治療のあり方
ペリオリテラシー

● はじめに

　歯周治療は"バイオロジー"に溢れている．歯周組織は常にターンオーバーをしており，外界からのさまざまなインプットに対して臨機応変なアウトプットをもたらす．このアウトプットは治癒という経過をたどることもあれば，病態の進行という経過をたどることもある．

　歯周治療は"テクニック"を要求する．SRPにしても，歯周外科にしても適用されるテクニックで結果が違ってくる．そのためスキルアップは臨床医共通の目標となる．「歯科治療は手を動かしてなんぼ」と叫ぶ先生にとっては命がけの領域だ．

　歯周治療には"エビデンス"のバックアップが必要である．患者さんに最大のメリット，最小のデメリットを提供するためには，スキルを駆使する前にエビデンスを可及的に固めておかなければならない．このエビデンスおたくのことをEBMerと呼ぶ．

　歯周治療は患者さんとの"コミュニケーション"のうえに成り立つものである．ブラッシングをするのも患者さん．治療を受けに来てくれるのも患者さん．メインテナンスに足を運んでくれるのも患者さん．あくまで歯周治療は患者さんが主役であり，われわれは良質なコミュニケーションの確立なしに歯周治療を成功に導くことはできない．

　バイオロジー（Biology），テクニック（Technique），エビデンス（Evidence），コミュニケーション（Communication）は歯科医師によって得意とするところ，こだわりの強いところがあるだろうが，"どれもはずせない"のが歯周治療である．このバランスをとるためには，天秤に分銅を載せていくように各分野をポジティブに伸ばしていかなければならない．バランスのとれた歯周治療，Balanced Periodonticsが今こそ注目されなければならない．本書がその一助になれば幸いである．

● 長〜いプロローグ

西洋医学の本質

　数年前から日本動脈硬化学会と日本脂質栄養学会が論争をしている．その争点は「高コレステロールは寿命にどう影響するか」ということである．動脈硬化学会は高コレステロールが短命につながるという世間一般の常識（？）を主張しているが，脂質栄養学会は反対に高コレステロールが長寿につながるとしている（図1-1）．この騒ぎをネット上で知ったとき，私は西洋医学の宿命を感じた．

そもそも血中のコレステロール値が高いか低いかという議論からして怪しい（医者がこの連載を読んでいないことを想定していることをご了承いただきたい）．おそらくこれ以上高い血中濃度であれば動脈硬化のリスクが上がるとか，心筋梗塞のリスクが上がるなどというエビデンスをもとにはじき出された基準値があるのだろう（私は不謹慎なのでこのエビデンスを確認していないことをご了承いただきたい）．ここで私が言いたいことはこの議論の細部ではない．むしろ，そこに底流する西洋医学の本質である．

西洋医学のエンドポイントは3つ．QOL（Quality of life）と生存期間とコストである（図1-2）．身体的精神的苦痛や機能障害を排し，寿命を延ばしながらそれらにかかる費用を抑えることを目指しているわけである．高コレステロールという現象がQOLを脅かしたり，生存期間を短縮すると判断されれば，それは立派な"病気"と認定され治療対象となる．つまり，そもそもは生体内で営まれているさまざまな生命現象をQOLや生存期間というものさしで眺めた場合，問題なしと判断された場合は生理的，問題ありと判断されれば病的と認定されるシステムになっている（図1-3）．つまり病気というものはまったくもって人間が"恣意的に"作り上げたものなのだ．

そもそも人間は（もちろん私も含めて）そ〜と〜自分勝手な動物である．細菌を悪玉菌，善玉菌と分けて考えるのも自分たちの都合である（図1-4）．絶滅危惧種に病原菌や病原ウイルスは想定されていないというのも？？？である（病原という言葉自体が自分勝手である）．しかも，現状維持に満足できない人間は常にオーバーアチーブメント（Overachievement）を続け，自然環境にほとんど不可逆的な負荷をかけている．自然環境に対してわれわれは立派な悪玉菌なのである（図1-5）．

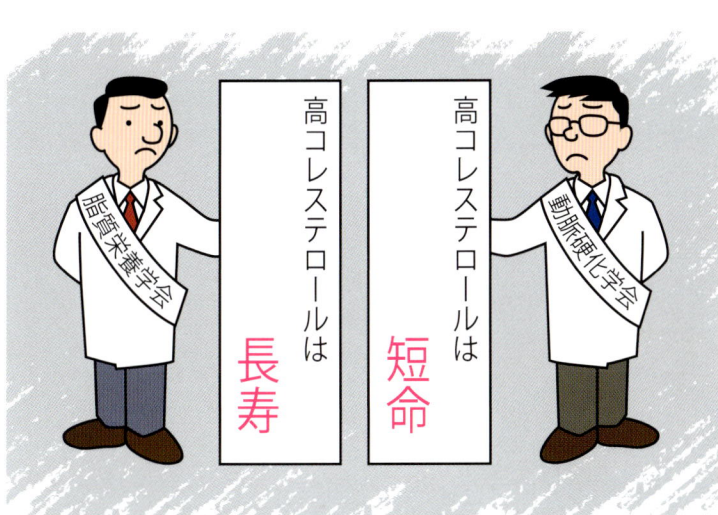

図1-1 高コレステロールは短命？ 長寿？
　高コレステロールは短命と主張する日本動脈硬化学会に対して，日本脂質栄養学会は反対に長寿につながり，コレステロール値を下げる治療の不要論を展開している

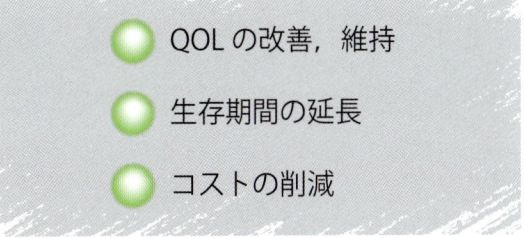

図1-2 西洋医学の目指すエンドポイント

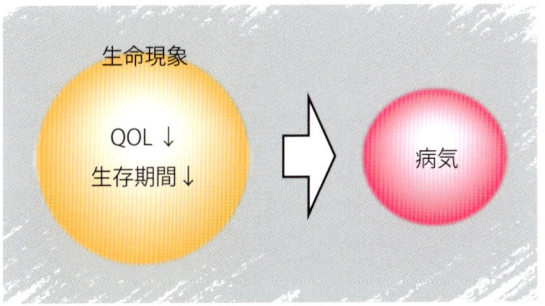

図1-3 病気の認定システム
　体内で無数に存在する生命現象のうちQOLを低下させたり，生存期間を短くするようなものは病気と認定され，治療介入の対象となる

1 新しい歯周治療のあり方　ペリオリテラシー

　本来，生理的と病的の境界線は絶対的に歴然と存在するものではないが，それを人間が自分勝手に決めたものである．そのため人類の歴史上，数多くの現象が誤って（？）病気に当選したり，誤って（？）落選したりしてきている．このようにわれわれは病気と名づけた現象に対峙するときには，それがあくまで恣意的に作り上げられた虚像であることを認識しておかなければならない．

虚像としての健康と病気

　生理的と病的という形容詞を，健康と病気という名詞に置き換えて考えてみよう．われわれサイドから見た病気が虚像であるとしたら，患者さんサイドから見た健康というものはどうであろう？　次の二つの文章を見てもらいたい．

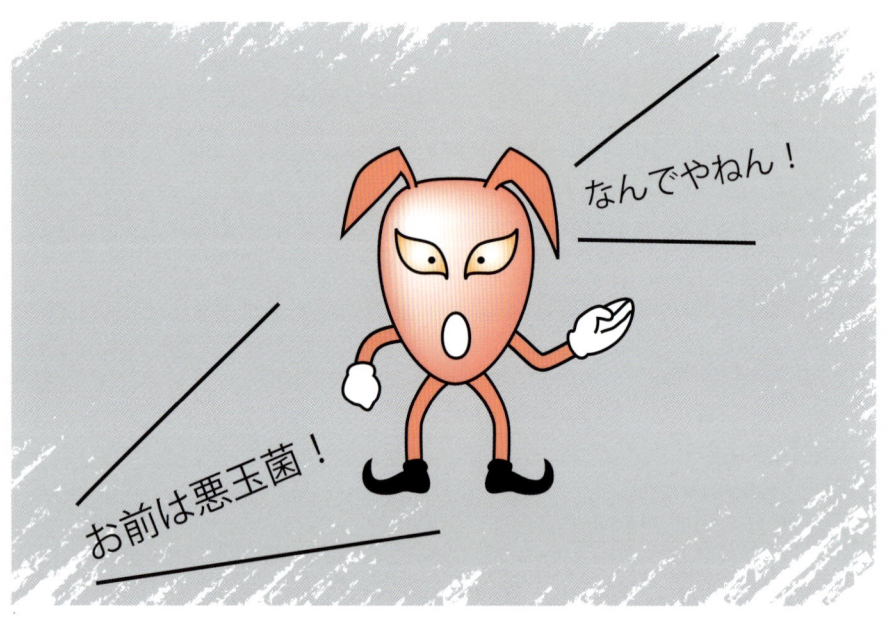

図1-4　悪玉菌認定も自分勝手？
　悪玉菌と呼ばれるような細菌も本来の環境で常在菌として存在している場合は問題ないのだが，ヒトの体の中で病気を起こすようなことをしてしまうとたちまち悪玉菌と名づけられてしまう

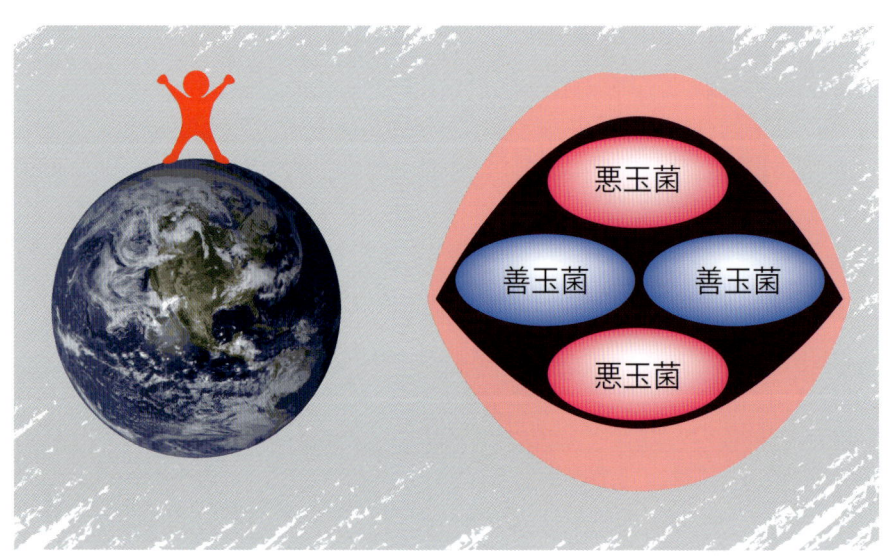

図1-5　人間は地球の悪玉菌？
　人間も地球環境を不可逆的に破壊しているので立派な悪玉菌となっている．いずれ排除システムが稼動しだすだろう

「私は本当はとても健康です．この問題はあるけれど，私はそれでも私なのよ」

転移が発見された末期癌患者

「50人の進行癌患者のうち49人が自分を"健康"と感じ，社会的活動をしていた」

医療人類学者　カガワ・シンガー

　大井　玄氏の著書『「痴呆老人」は何を見ているか』（新潮新書）の中でこれらの文章に出会ったときに自分の胸の奥底で何かが動いたような気がした．体の中で起こっている現象を健康と病気に分けようとする西洋医学による線引きが恣意的であるだけでなく，健康というものの捉え方も実は人それぞれなのである．

　自分の体の状態が大きな不都合を感じることなく"普通に"生活を送ることができ，自分というアイデンティティを社会の中で維持できていれば，人はみんな自分は健康だと感じている．いや，健康とか病気ということを考えない状態というのが近い表現だろうか．この場合の健康は，医者に診断をしてもらったわけでもなく，人がみずから診断（？）したもので主観的健康というものになる．医者が診断すると客観的健康だ（図1-6）．

　この主観的健康はその人の価値観によって大きく変わるものだ．ブラッシングで1回出血しただけで健康を害したと大騒ぎをする人もいれば，たくさんの歯が抜け落ち，残っている歯もグラグラであっても自分は健康だと思っている人もいる．前者はオーバーブラッシングが原因であれば，医者から見れば病気の範疇に入れないだろうが，その人にとっては主観的健康から外れている．後者は医者から見れば立派な病気であるが，その人にとっては主観的健康の範疇だ．われわれ医療サイドが患者さんの価値観を考慮しなければならない理由はこのあたりに発生する．「医療とは患者さんの価値観と

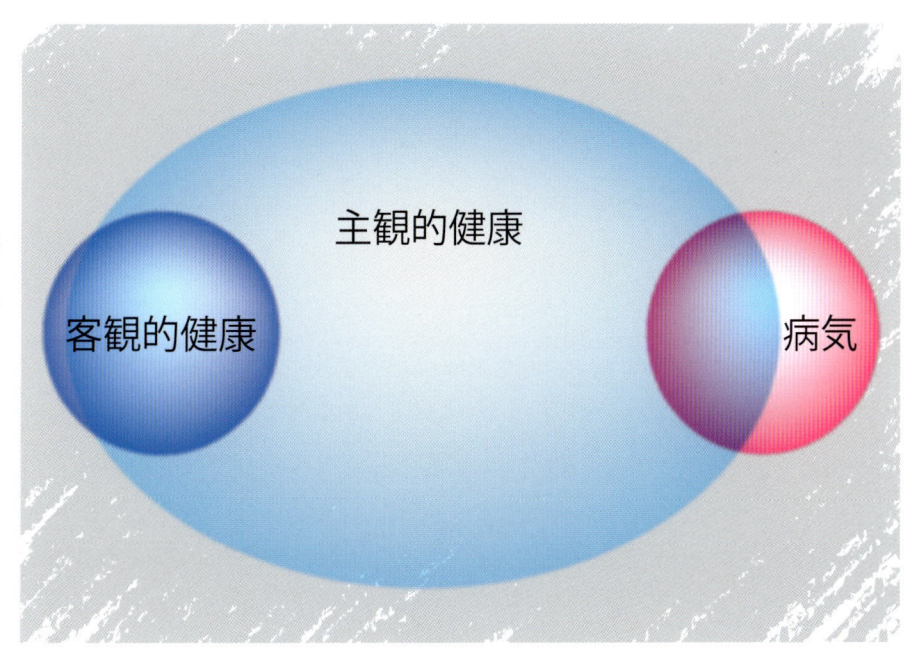

図1-6　客観的健康と主観的健康
　医者から見た健康と病気の線引きが恣意的であるだけでなく，患者さんが思う健康（主観的健康）にもわれわれが思っている健康（客観的健康）とズレがあることが多い．主観的健康は病気と思われる領域まで侵入するくらい大きなときもあるし，反対に客観的健康内だとわれわれが思っても患者さんは主観的健康から外れていると主張されることもある

の交換行為である」と言い切る医者がいることも納得できるのではないだろうか．

歯周病は実在しない

　病気というのはそもそも人間が恣意的に決めた取り決めである．つまり"もの"ではなく，"こと"なのである．「血糖値がこれ以上だったら糖尿病としましょうね」という取り決めや，「血圧がこれ以上だったら高血圧としましょうね」という取り決めがあって認定される"こと"なのだ．冒頭に書いた高コレステロールに関する学会の喧嘩も，この取り決めをめぐる論争であって，病気そのものに肉薄する議論ではない．

　いやいや，それでは癌はどうなるんだと言われるかもしれない．癌という組織は"もの"として存在するではないかというわけだ．でも考えてもらいたい．癌組織は自分の体の一部である．その一部の組織の遺伝子のスイッチの入り方が変わったために，他の組織を凌駕するほどまで拡大してしまい，最終的にQOLを脅かしたり，寿命を短くするという"現象"である．感染症にしてもその起因菌という"もの"は存在するが，感染症というのはその細菌に対して反応する宿主の現象であって"もの"ではない．やはり病気というのは"もの"ではなく，"こと"なのである．

　翻って歯周病はどうだろう？　感染症であるとか，生活習慣病だとか言われてはいるが，やはり歯周病も"もの"ではなく，立派な"こと"だ．歯周病菌がトリガーになって引き起こされる宿主の多様な現象が，付着の喪失や骨の喪失を起こし，最終的に歯を失ってQOLにかかわる可能性があるから，恣意的に歯周病と名づけて治療介入をしているのである．歯周病も"こと"であるかぎり，実在しないことになる（図1-7）．

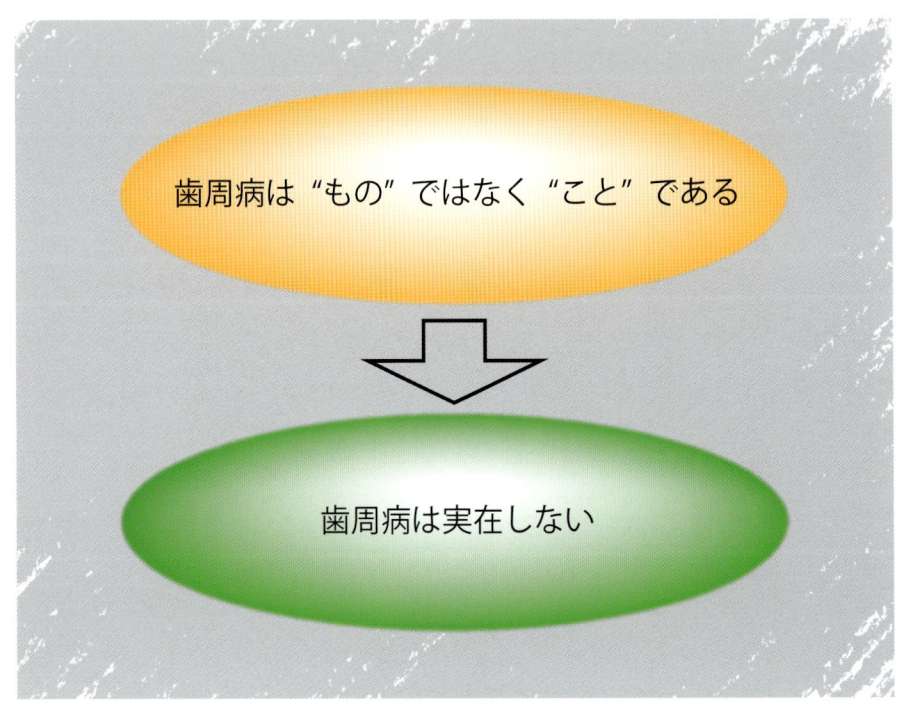

図1-7　歯周病は実在しない

歯周治療への取り組み

　ここまで読み進んでこられた読者にはある視座が芽生えていることと思う．歯周組織で繰り広げられる生物学的な立ち居振る舞い（Biology）が，患者さんのQOLを下げる可能性があるとき，あるいはすでに下がってしまったとき，われわれはテクニック（Technique）を駆使して治療介入を行う．QOLを下げる可能性はどれくらいなのか，治療介入でどれくらい改善するのかはエビデンス（Evidence）ベースで捉えることになる．そして患者さんの考えているQOLのレベルとわれわれが考えているQOLのレベルにどれくらいのズレがあり，そのズレを修正すべきなのか，あるいはわれわれが患者さんの想いに合わせるべきなのかを考えるためには良質のコミュニケーション（Communication）が必要となってくる．

　ここに挙げたBiology, Technique, Evidence, Communicationは歯周治療を進めるうえで，どれも"はずせない"視点である．患者さんの体を理解し，Dental QOLを上げるために技術を駆使する．患者さんにとって何が得なのかを数多くの情報と患者さんとの関係の中で前景化していく．これらは歯周病を読み解き，治療を実践していく歯科医師にとって今では必須の振る舞いとなった．そこで歯周病をめぐるインプットとアウトプット双方に視座を置いた"ペリオリテラシー"という言葉を提案したいと思う．歯周病や歯周治療に関する学術的な情報や，患者さん固有の情報をいかに適切にインプットし，アウトプットしていくかという能力という意味で使っていきたい（図1-8）．本書ではこのペリオリテラシーを上げるために，Biology, Technique, Evidence, Communicationの4方向からトピック別に解説をしていく．

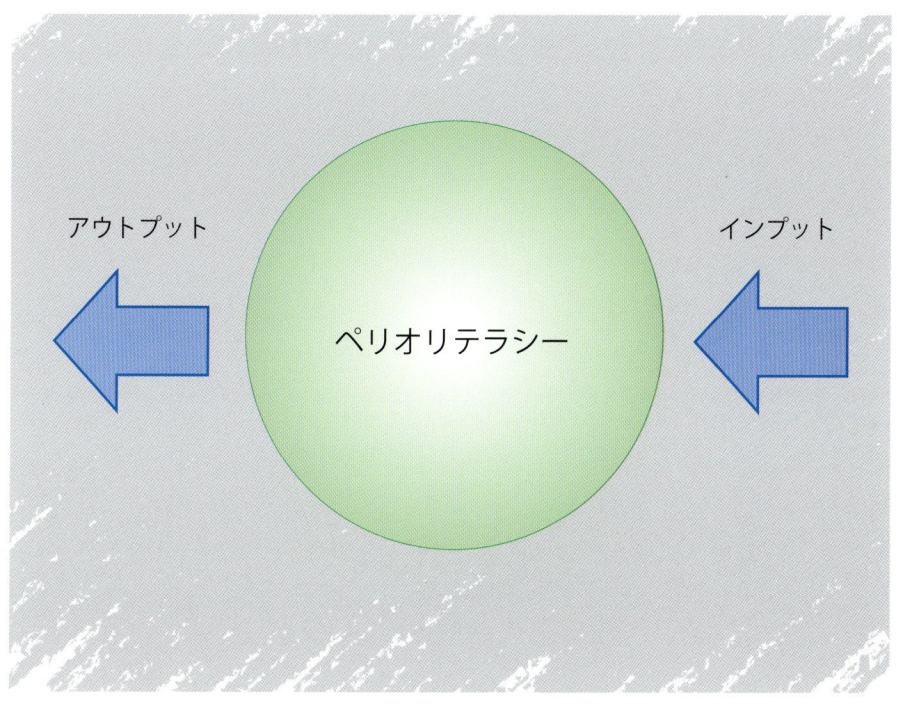

図1-8 ペリオリテラシー
　本書ではBiology, Technique, Evidence, Communicationの4方向からペリオリテラシーUPを目指す

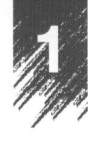

コラム ～オーバーとアンダー その①

　"過不足なく"という言葉は，今の日本人にとってかなり切迫感のある言葉になってきている．原子力発電所からの電力供給がアンダーになったため，電力供給全体が想定需要量よりアンダーになりそうだとアナウンスされた（煽られた？）．そこでまず，需要量がアンダーになるようにしましょうということで節電目標が掲げられ，少しでも供給量がオーバーになるようにと火力発電所からの供給量を増やした．当然，化石燃料を使えばCO_2排出量は予定よりオーバーとなっていく．大震災のダメージを受けた企業の経済活動はアンダーとなり，国の借金はどんどんオーバーとなっていく．そんな時に限って中国や韓国，ロシアからナイーブな領土問題を前景化され，対処をオーバーにするのかアンダーにするのか議論が沸き起こる．これらのバランスをどのように見極めながら前に進んでいくかは，現在の稚拙な（失礼！）政府与党では判断できないのではないかと私は心配している（注：本原稿校正時に政権交代した）．なぜなら，オーバーとアンダーの間での"揺れ"を上手く制御するには"おとな"でなければならないからだ．このオーバーとアンダーの議論をペリオの世界に持ち込んで，私見満載でお話してみたい．

　プロービングをしている状況を考えてみる．一定のプロービング圧で，正しい方向にプローブを挿入したときに，プローブ先端が止まる位置（臨床的な付着の位置）があるとしよう．この位置よりも深い位置まで入るようであればオーバープロービング，浅い位置で止まるようであればアンダープロービングと表現される．オーバープロービングの原因は，強いプロービング圧や組織の炎症の強さが代表格である．そりゃ，強くプロービングすれば深く入るし，炎症が強ければプローブは組織を突き抜けていく．このような状況では，プローブは本来の付着の位置を越えて入り込むために，検査結果としては過大評価につながることになる．そのため教科書では（といいながら教科書は持っていないが…ということは私の想像だが…）オーバープロービングにならないよう，炎症の強さを見極め，プロービングの圧力や方向などに気をつけましょうということになっている…はずである．学生が初めてプロービングを学ぶ場合はそれで良いかもしれないが，実際の臨床家は"おとな"なのでこの問題は軽くスルーする．外見上，あるいはレントゲン写真から炎症が強そうだと予想できていれば，通常のプロービング圧をかければ，プローブが突き抜けてオーバープロービングになることは最初からわかっている．"そういう"趣味の臨床家は別として，心ある臨床家はプロービング圧を若干下げて測定するはずである．理由は簡単．患者さんが痛い思いをしないように配慮しているわけである．たとえ適正プロービング圧であっても，組織の炎症が強ければ深くプローブが入って痛みを誘発するわけで，それがわかっていて適正プロービング圧にこだわるメリットがあるようには思われない．多少の痛みは炎症の強さの反映だと理解してもらえるだろうが，患者さんが"検査を受けたくないと思うくらいの痛み"を与えてしまっては元も子もない．「炎症が強いのでできるだけ痛みが出ないように加減して測定しました．本来の数値はもう少し高いはずです」この説明があれば，再評価時にプロービング値が上

がっていても納得してもらえるし，痛みを与えないよう配慮している術者に対して信頼感が増すのではないだろうか？

　アンダープロービングの場合はどうだろう？原因はプロービング圧が弱すぎたり，プローブ先端が根面から離れていたりという術者側の問題もあれば，多量の歯石沈着や線維性のタイトな歯肉がプローブの侵入を阻むこともある．アンダープロービングは過小評価，つまり問題の見落としにつながるため要注意といわれている．スキルが上がれば術者側の問題は最小限にすることは可能であるが，歯石の多量沈着の問題はスキルでカバーはできないだろう．この場合でも心ある臨床家は，わかった顔をして患者さんに説明をする．「歯石がたくさん付いているために，検査結果は小さくなっています．歯石を取ったあとのデータが本来の結果です」

　ペリオの検査の多くはアナログで，術者のスキルや組織の状況で数値が揺れるものである．その"揺れ"の中で検査結果を理解し，患者さんとの信頼関係を築く方向で情報提供していくのが"おとな"の仕事である．オーバーやアンダーになった数値に"術者が"揺らされていては患者さんも浮かばれない．あたかも政府与党のように…．　　　　　　　　　　　　　（続く）

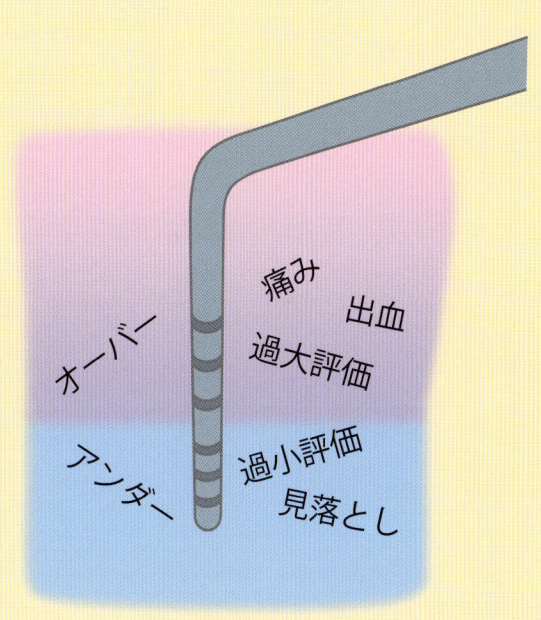

第 2 章
ポケットのペリオリテラシー

2 ペリオリテラシーを上げるための
ポケットのバイオロジー

● はじめに

ポケットのバイオロジーを理解することは歯周治療学においては，"ゴールに限りなく近いスタート"である．まずはバイオフィルムを中心にポケットの中を眺め，そのあと，細菌と免疫系の関係から根面デブライドメントや抗菌薬につながる話をまとめてみたい．

● ピラミッドは傾いている！？

歯科医師にとってクフ王のピラミッドの次に有名なピラミッドはおそらくSocranskyらが表した歯肉縁下バイオフィルムのイラストである[1]（図2-1）．これを知らずしてペリオオタクとは言えない．ピラミッドの立つ土台は歯根面で，歯根面上には*Actinomyces*属などのBlue complexや*Streptococcus*属などのYellow complexといったペリクル上に最初に付着してくるような細菌群（＝Early colonizer）が見られる．Complexに分けるのは細菌相互の関係からグループを作るからで，人間と同じようにどうも細菌も"群れる"ようだ．ただし，*A actinomycetemcomitans*の中でも血清型aはGreen complexメンバーであるが，血清型bなどは病原性が高いと言われているが，どのグループにも属していない．細菌にも私のような変わり者がいるようだ．

Early colonizerの上に凝集してくる細菌群はOrange complexと呼ばれ，歯周病菌

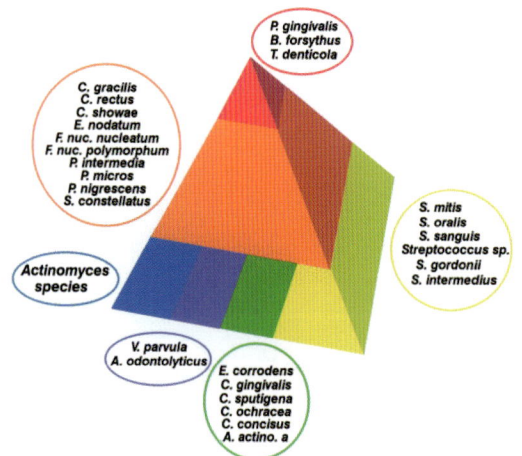

図2-1 細菌バイオフィルムのピラミッド（Socransky, 2002より）[1]

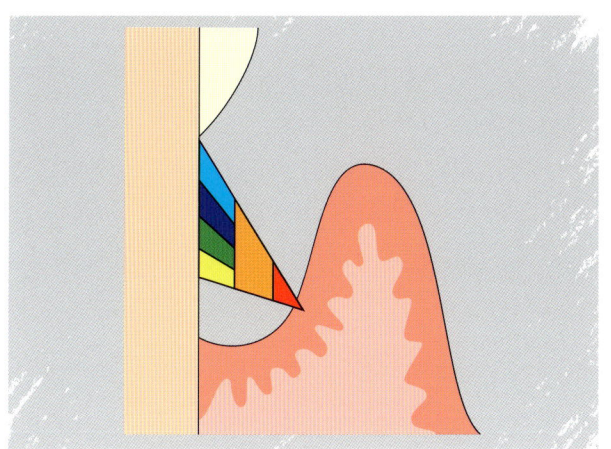

図2-2　ピラミッドは傾いている
　Red complexが歯根面から離れていて，しかもポケットの深いところに住み着きやすいということであればピラミッドはポケット底に向かって傾いていることになる

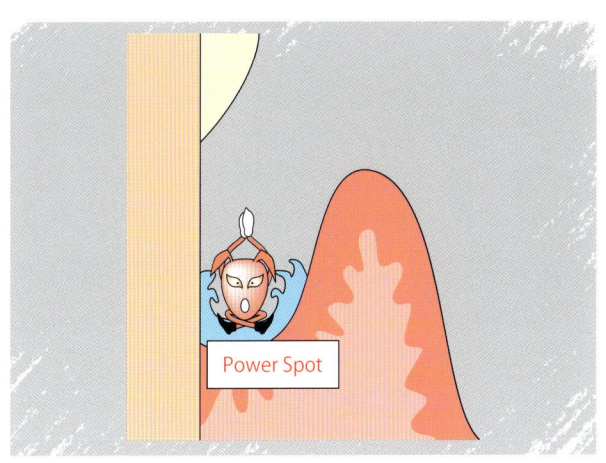

図2-3　パワースポット"ポケット底"
　ポケット底からはGCFという歯周病菌の餌が混じった浸出液が湧き出ている．ポケットが深くなればなるほど量が増え，餌も増える

に認定されている細菌も混じっている．*F nucleatum*はさまざまな細菌と共凝集することで有名で，仲介菌としての役割を果たしているようである．

　ピラミッドの最上階にはRed complexと言われる病原性の強い細菌群が住み着いている．ペリクルの上に順番に積みあがってピラミッドができるため，Red complexはLate colonizerとも呼ばれる．*P gingivalis*，*T forsythia*，*T denticola*の3種の細菌は極悪3人組として有名であり，歯周病の細菌検査でもターゲットとされている．

　さて，このRed complexの細菌群はポケットの深いところに住み着いていることが多い[2]．しかもピラミッドの最上階ということは歯根面から離れたところに住み着いているということになる．この二つの事実を組み合わせて考えると，Red complexはポケット底で，ポケット上皮に面したところにいることになる．つまり図2-1のピラミッドを実際のポケットにはめ込んでみると，ピラミッドがポケット底に向かって傾いているのだ[3]（図2-2）！　ピサの斜塔を彷彿とさせるバイオフィルムの斜ピラミッドがポケット内に存在する．ポケット内にはクフ王のピラミッドとピサの斜塔の両方が同時に存在することになるのだ．ペリオオタクにとっては絶好の観光スポットである．

● ピラミッドの住人

　Red complexが住み着いているところがポケット底の上皮に面したところというのは"ある意味"がある．ここはある湧き水が出てくるパワースポットなのだ．その湧き水が歯肉溝浸出液（Gingival Crevicular Fluide, GCF）である（図2-3）．このGCFにはさまざまな物質や細胞が含まれている．抗体や白血球といった歯周病菌にとっては厄介なものも出てくるが，そこはバイオフィルムというマンションに隠れて生活しているので案外やられない．タンパク質は歯周病菌にとってありがたい食糧なので，これは頂戴することになる．

　Red complexは一番パワースポットに近いので一番最初に食糧にありつける計算だ．

2 ペリオリテラシーを上げるための ポケットのバイオロジー

流しそうめんを一番上で食べるようなものである．ちなみに Early colonizer はちぎれた短いそうめんしかありつけない．また，ポケット底ということは最も酸素濃度が低くなっており，偏性嫌気性菌である P ginigivalis や T forsythia にはありがたい環境にもなっている．このように Red complex は最上階というペントハウスに住んでおきながら，酸素の少ない，食糧の調達しやすい"おいしい"場所にもなっている．理不尽なのは人間の世界だけではないようだ．

● 食料問題と抗菌療法

GCF（歯肉溝滲出液，Gingival Crevicular Fluide）はポケットの深さや炎症の強さによって流れる速度や流量が変化する．しかもその内容まで変わってしまう．炎症が強ければ強いほどたくさん，早く流れ，タンパク質の濃度が上がる．つまり歯周病菌の食糧が増えるということである．歯周病菌が炎症の原因になり，炎症が歯周病菌をバックアップするというスパイラルが存在するわけだ（図2-4）．この悪のスパイラルを絶つには通常歯周病菌を減らす方法がとられるが，炎症を減らす方法も試みられている．青い背の魚に含まれていると言われるω3脂肪酸ではエイコサペンタエン酸やドコサヘキサエン酸などが有名であるが，これらはそれぞれリゾルビン（Resolvin），プロテクチン（Protectin）という物質に代謝され炎症を消す作用がある[4,5]（図2-5）．

炎症では好中球などが寄ってきてさまざまな酵素を撒き散らすが，この好中球の遊走や酵素放出を抑え，アポトーシス（Apoptosis）という自殺に追い込む作用があるようだ．マクロファージに対しては遊走を促進するが，これはアポトーシスを起こした好中球の残骸処理のためにやってくる．これらにより炎症が抑えられて歯周病菌が減少するという報告がある[6]．非ステロイド性抗炎症剤のようにプロスタグランディンの生成を抑えて炎症が起こりにくくするのではなく，すでに存在する炎症を"消す"この方法は将来性があるように思う．アスピリン服用で促進されるようなので，バイアスピリンなどを服用されている患者さんがω3脂肪酸を摂取すれば炎症のコントロールができるかもしれない…と妄想している[7]．ちなみに炎症が消されて歯周病菌が減るのは食糧不足が原因と考えられている．

閑話休題．ペントハウスに住んでいる Red complex にとって良いことばかりではない．抗菌薬を内服すると GCF に溶け込んで湧き出てくるが，最初に抗菌薬にさらされるのが Red complex になってしまう（図2-6）．治療では通常，投薬前にデブライドメントをするのでバイオフィルムは撹乱されてはいるが，深いところに Red complex が隠れていても最初に高濃度の抗菌薬にさらされる可能性がある．日本ではアジスロマイシンが注目されることが多いが，アジスロマイシンのようなマクロライドは分子量が700を超えているので，グラム陰性菌（歯周病菌はグラム陰性菌！）の外膜ポーリンを通過するのが厳しいと考えられている（図2-7）．ポーリンを通過できる大きさは分子量にして600くらいまでだと見積もられているからだ．そこで感染症医はグラム陰性菌を狙ってマクロライドを使うことはほとんどない．なのに歯周治療でアジスロマイシンの効果があるという論文が存在するということは[8,9]，ポーリン以外のルートがあるのか，高濃度にさらされると効果が出るのか，Early colonizer のグラム陽性菌に作用する

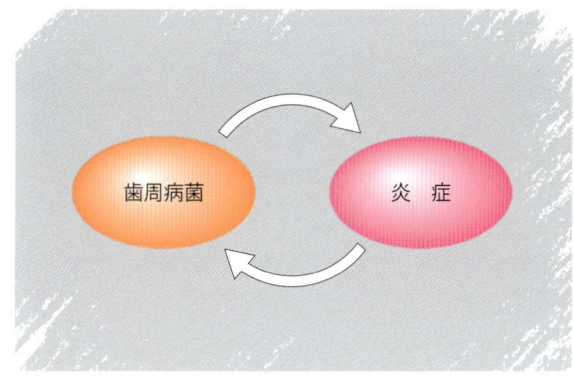

図 2-4　炎症と歯周病菌のスパイラル
　歯周病菌が原因で炎症が起こるが，起こった炎症で歯周病菌が元気になるという相互依存関係がある

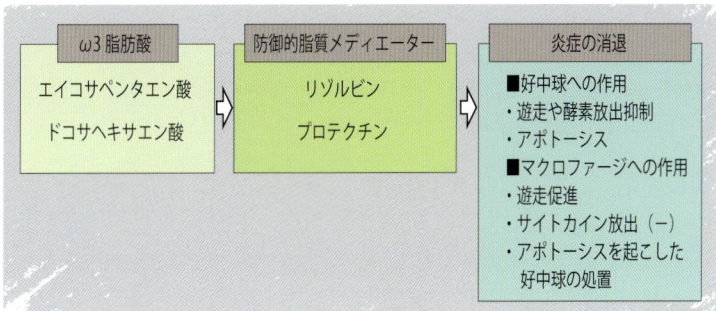

図 2-5　防御的脂質メディエーター（Protective Lipid Mediators）
　ω3 脂肪酸には炎症を消す作用があり，その作用はアスピリンの存在下で促進される

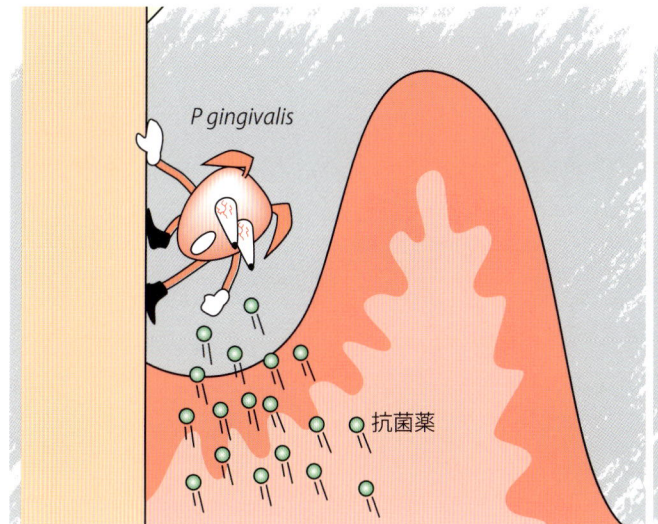

図 2-6　Red complex の悲劇
　ポケット底近くで，ポケット上皮に近いところに Red complex が居座っていると，GCF に混ざって浸出してくる抗菌薬と最初に出会ってしまう

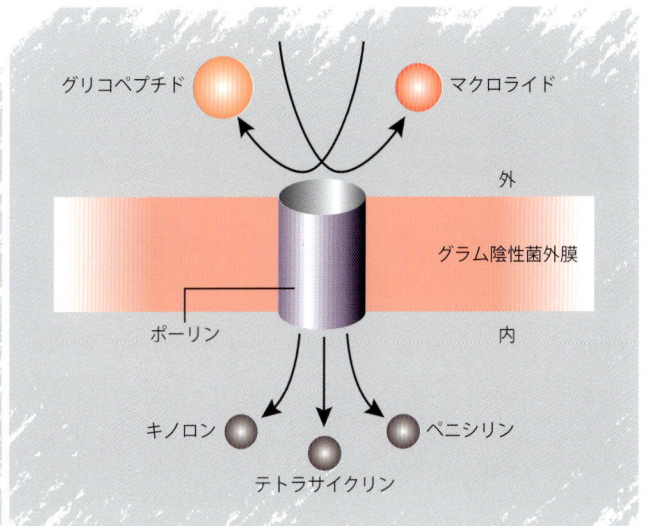

図 2-7　抗菌薬のポーリン通過
　分子量が 750 程度のマクロライドや，1,500 程度のグリコペプチドは外膜のポーリンを通過しにくいと言われている

からか，バイオフィルム抑制作用が働いているからかどれかなのだろう（このあたりは私の独り言として読み流してもらいたい）．

　ポケット上皮に面して Red complex が生息していることに関連して近年話題になっていることがある．*P gingivalis* が上皮細胞内に侵入しているというのだ[10,11]．*A actinomycetemcomitans*（以下，*Aa* 菌）の組織侵入性は昔から有名であるが，*P gingivalis* が上皮細胞内に侵入するメカニズムの解明は現在急速進行中である（図 2-8）．話を蒸しかえすようだが，アジスロマイシンのように宿主の細胞に取り込まれる Trapping 型抗菌薬であれば，上皮内に侵入した *P gingivalis* などにも作用できるのかもしれない．

2 ペリオリテラシーを上げるための ポケットのバイオロジー

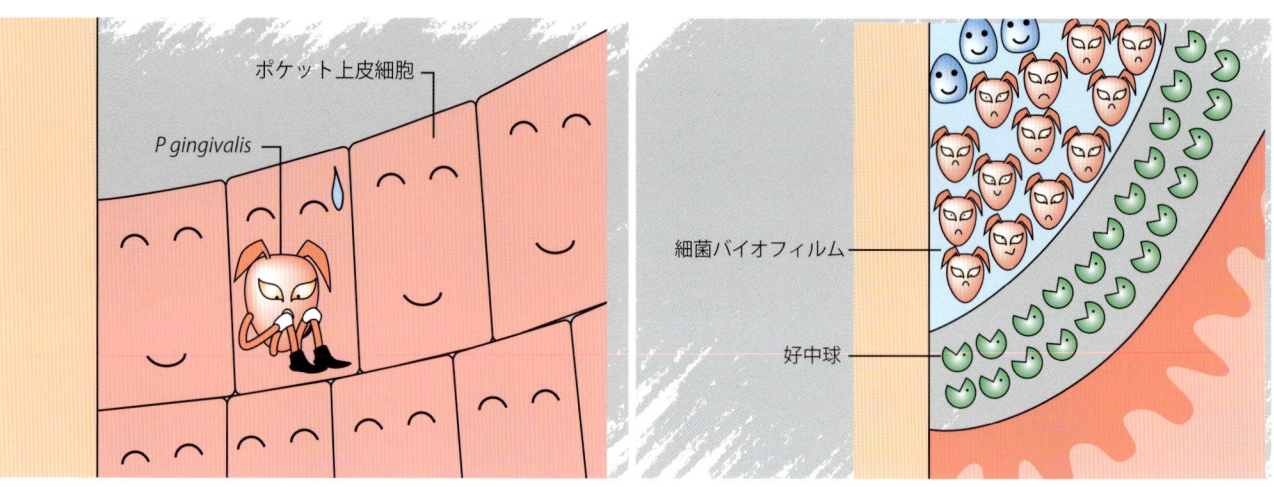

図 2-8 ポケット上皮細胞内 Pg
　P gingivalis は上皮細胞の中に侵入することがわかっていて目下研究が進んでいる

図 2-9 好中球の配置
　歯根面上の細菌バイオフィルムに対向するように好中球が配置される

● 歯周病菌攻撃の主役，好中球

　ポケット内を顕微鏡で覗いてみると細菌バイオフィルムとポケット上皮の間にたくさんの細胞が層をなしているのがわかる（図 2-9）．これは好中球の集まりだ．多形核白血球とも呼ばれるこれらの細胞は細菌感染に対する防御の要である．細菌を見つけると好中球はパクパクと食べて消化する．ところで，好中球は相手が敵なのか，味方なのかをどうやって見分けているのだろうか？　全容が明らかになっているわけではないが，細菌の表面に存在するさまざまな物質を認識していることがわかってきている．

　グラム陽性菌のペプチドグリカンやリポタイコ酸，グラム陰性菌のリポ多糖などが有名だが，莢膜やオリゴ糖，レクチンなども知られており，これらは病原体関連分子パターン pathogen-associated molecular patterns（PAMPs）と表現される．PAMPs は細菌に特異的，つまりわれわれの細胞が持っていない物質であり合目的的といえよう．これで疑問は解決したように見えるが，実は，好中球は"この目印"だけではいい仕事をしない．細菌に"他の目印"をわざと付けると好中球は猛烈に細菌を食するようになるのだ．その目印が補体と抗体である．そしてこのような食細胞の捕食を促進する物質のことをオプソニン（Opsonin）と言い，オプソニンという目印が付くことをオプソニン化という．先にあげた PAMPs は細菌が持っているものだが，補体や抗体はわれわれの細胞が作る物質なので，オプソニン化とは駐車違反の紙を後で貼り付けるようなものである（図 2-10）．この補体と抗体をもう少し詳しく見てみよう．

　補体（Compliment）は血液中にウヨウヨいるタンパク質の一群である．肝臓で作られて全身に運ばれる．一群という表現を使うのは大きなものだけで 9 種類もあって，集まって仕事をすることもあれば，単独で仕事をすることもあるからだ．集まって仕事をする場合は細菌の表面に寄ってたかって穴を開けて細菌を撃破してしまう（免疫溶菌反応）．単独で仕事をする場合は，好中球を呼び寄せたり（C5a 担当），前述のようにオプソニンとして作用するのが有名だ（C3b 担当）．

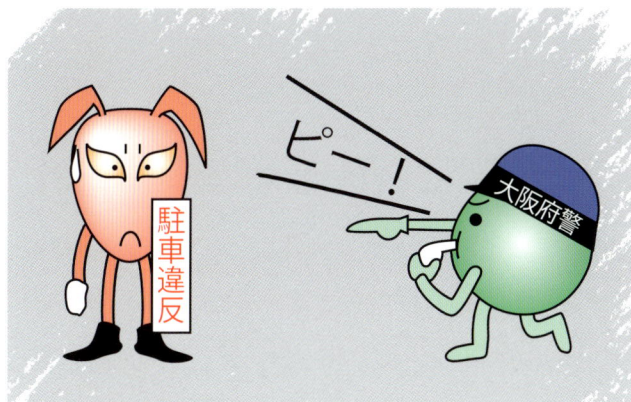

図 2-10　駐車違反キップとしてのオプソニン
　もともと細菌の表面に存在する PAMPs と違って抗体や補体は宿主が目印に貼り付ける駐車違反キップのようなものである

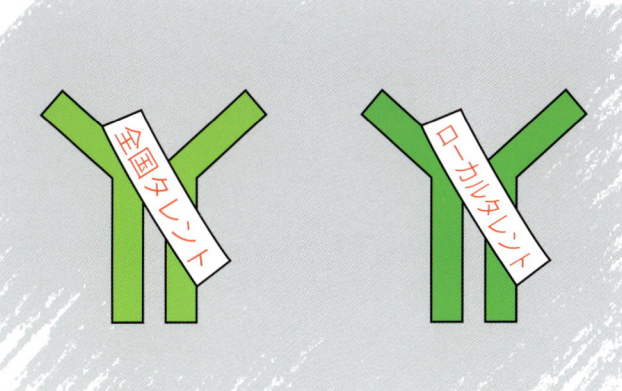

図 2-11　全国版抗体とローカル版抗体
　抗体には血管内で全身をめぐっている全国タレントもいれば，局所で活躍するローカルタレントもいる

　抗体はリンパ球の一種である B リンパ球が分化，成熟して形質細胞（Plasma cell）になると分泌するタンパク質である．血中に入り込んで全国版になるやつもいれば，その場で働くローカルなやつもいる（図 2-11）．歯周組織中や歯肉溝滲出液中で見つかる抗体には全国版とローカル版の両方がいるようだ．1 つの補体はいろいろな種類の細菌をターゲットにできるが，抗体は 1 対 1 が基本である．つまり特異性があるということだ．なぜなら以下に続く長いストーリーがあるから…．

● *Aa* 菌特異的抗体ができるまで

　たとえば組織侵入性のある *Aa* 菌などが歯周組織に入ったとしよう．これをパトロール中のランゲルハンス細胞が捉えると，リンパ節に持っていってそこにいる T リンパ球（ナイーブ T 細胞）に報告をする（抗原提示）（図 2-12）．こんな侵入者がいましたと報告するわけだが，このとき侵入者は原形をとどめていない！　なぜならランゲルハンス細胞が体の中に取り込んで酵素でバラバラにするからだ．なので実際提示されるのは侵入者の体の一部（これをエピトープという）である．このエピトープはクラス II MHC と呼ばれる ID カードと共に T リンパ球のレセプター（TCR, T cell receptor）に提示される．ここが理解しにくいところなのだが，なんと提示できる相手はすでに決まっている！　たくさんいる T 細胞の中から *Aa* 菌のエピトープにぴったり合う TCR を持つ T 細胞が選ばれるのだ．これをクローン選択説という．選ばれた T 細胞は Th2 細胞に変身し，IL-4 や IL-5，IL-10，IL-13 などのサイトカインを分泌して B 細胞の分裂，分化を誘導する（図 2-12）．

　一方 B 細胞のほうはどうかというと，T 細胞にいろいろな種類の TCR が用意されているのと同じように，生まれながらにして細胞表面に B 細胞レセプターが用意されている．ただしこの B 細胞レセプターは抗体（この場合 IgM）が B 細胞の膜に引っ付いたものである．*Aa* 菌にぴったり引っ付く抗体（B 細胞レセプター）を持った B 細胞が *Aa* 菌を捉えると細胞内に取り込んで後はランゲルハンス細胞と同じように T 細胞に提示する

2 ペリオリテラシーを上げるための ポケットのバイオロジー

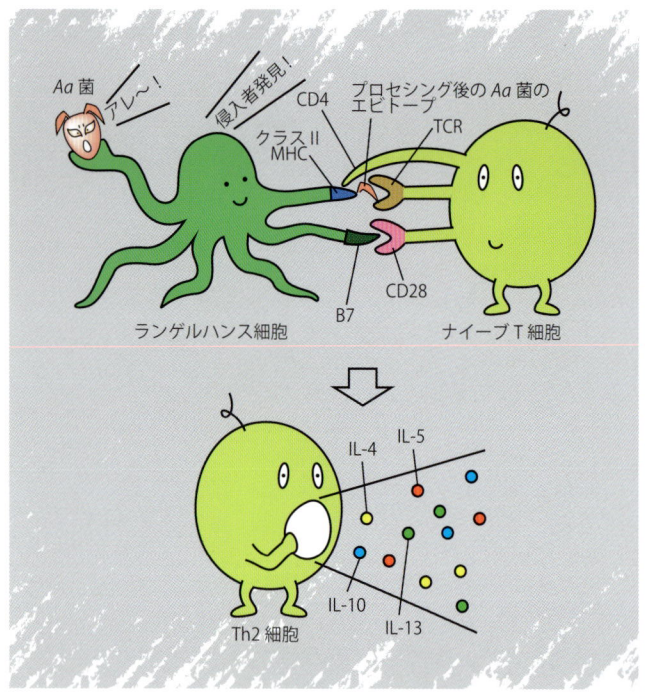

図 2-12 Aa 菌処理後の抗原提示と Th2 細胞への変身
　ランゲルハンス細胞という抗原提示細胞に捕らえられた Aa 菌はバラバラに処理され，クラス II MHC という手にその一部（エピトープ）を乗せてナイーブ T 細胞の手（T 細胞レセプター，TCR）に伝えられる．それにより Aa 菌に特異的な T 細胞が選ばれて Th2 細胞に変身し，IL-4 をはじめとするサイトカインを分泌する

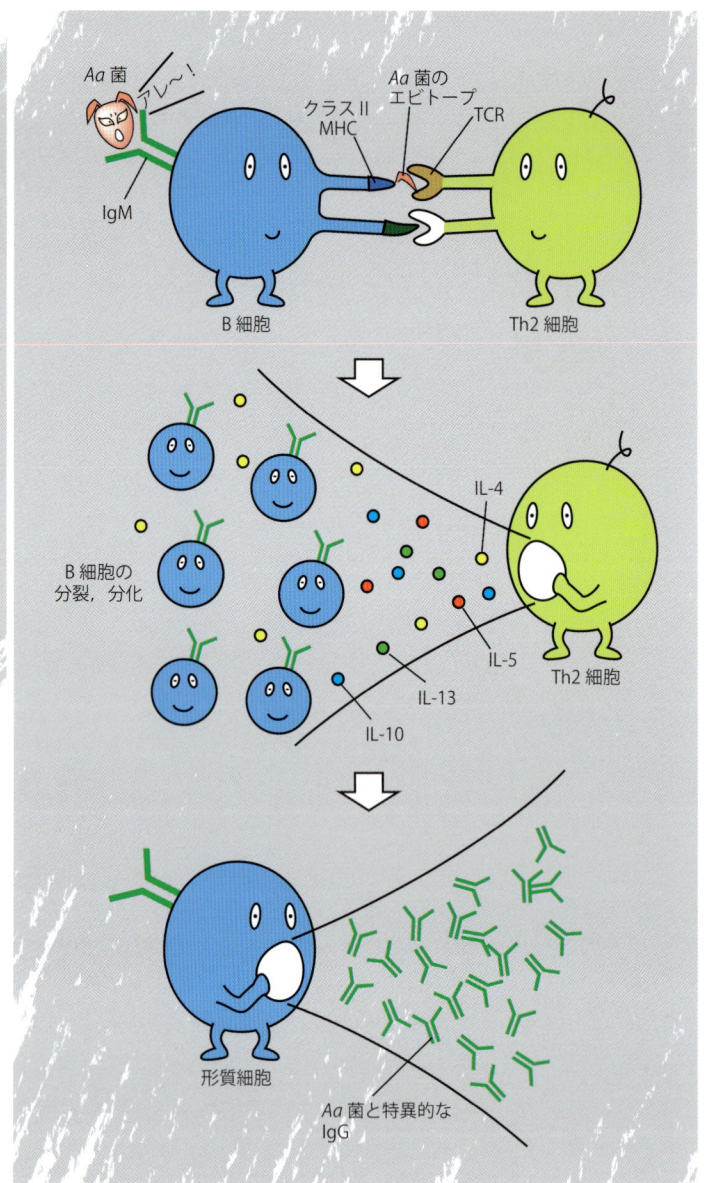

図 2-13 Aa 菌特異的抗体のできるまで
　B 細胞の細胞膜には抗体（IgM）がアンテナとして飛び出している．Aa 菌に特異的なアンテナを持つ B 細胞が選択され，T 細胞（Th2 細胞）に抗原提示すると，T 細胞はサイトカインを放出して Aa 菌担当の B 細胞を増殖，分化させる．B 細胞は Aa 菌特異的な抗体（IgG）を産生する形質細胞（Plasma cell）に分化する

（図 2-13）．この Aa 菌に特異的な B 細胞が前述の Th2 細胞からのサイトカインを浴びて分裂，分化するため，結局 Aa 菌に対して特異的な抗体が産生されることになる（図 2-13）．もちろん一部の B 細胞は記憶細胞として保存され，次の Aa 菌のアタックに備える．

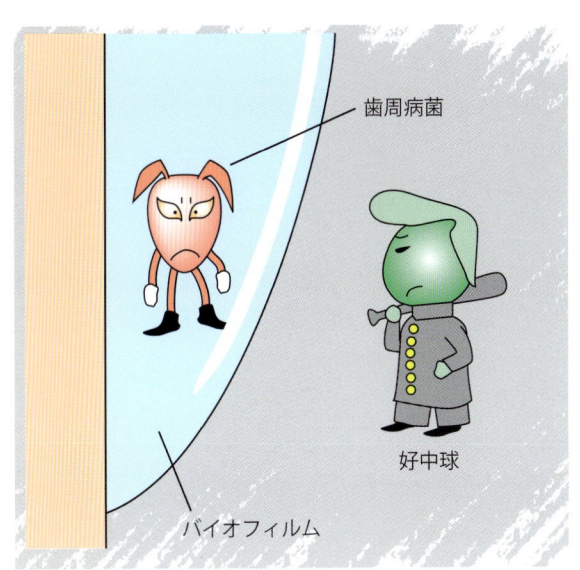

図2-14 歯周病菌と好中球のにらみ合い
バイオフィルムというシールドに守られている歯周病菌は好中球にやられにくい

● どうして歯周病は勝手に治らないのか？

　このようなステップでたとえばAa菌に対する特異的な抗体が作られ，それがAa菌に取り付き，そこに補体も取り付くと好中球は猛烈な勢いでAa菌を貪食する．これでめでたしめでたしと言いたいところだが，なかなかそうはいかないようだ．まずポケット内を眺めてみると，確かに細菌バイオフィルムに向かい合うように好中球が睨みをきかせている．しかし細菌バイオフィルムはシェルターのようになっているので，好中球の貪食に抵抗性である．多くの好中球はヤンキーの兄ちゃんがガンをつけるようにしながら，GCFとともにポケットから出て行ってしまう（図2-14）．またGCF中には抗体や補体も含まれるが，これらも上手くシェルター内の細菌に届かない．しかもGCF中の抗体がポケット内細菌に対してどれだけ特異的なのかも不明だ．他の組織で作られた全国版の抗体かもしれないし，たとえローカル版抗体だとしても歯周病菌に対してどれだけ特異的なのかはわからない．

　第一，歯周組織中にいるランゲルハンス細胞やB細胞，マクロファージなどの抗原提示細胞がポケット内の歯周病菌を捉えるチャンスはそうそうない．しかも歯周炎ではポリクローナルB細胞活性化（Polyclonal B cell activation）によりいろんなB細胞が一気に活性化していることがあって，無意味な抗体がわんさか作られている可能性がある．グラム陰性菌の外膜にあるリポ多糖はT細胞非依存的にB細胞を活性化することが知られているので，このようなメカニズムも働いているのかもしれない．どちらにしてもいったん確立した歯周病ではなかなか上手く感染防御が働いていないことは確かなようだ．

● 根面デブライドメント考

　歯周病のワクチンも開発が進んでいない状況を考えると，抗菌薬で一気に勝負を決めたくなるのはやまやまである．しかしここでBack to the basic．根面デブライドメント

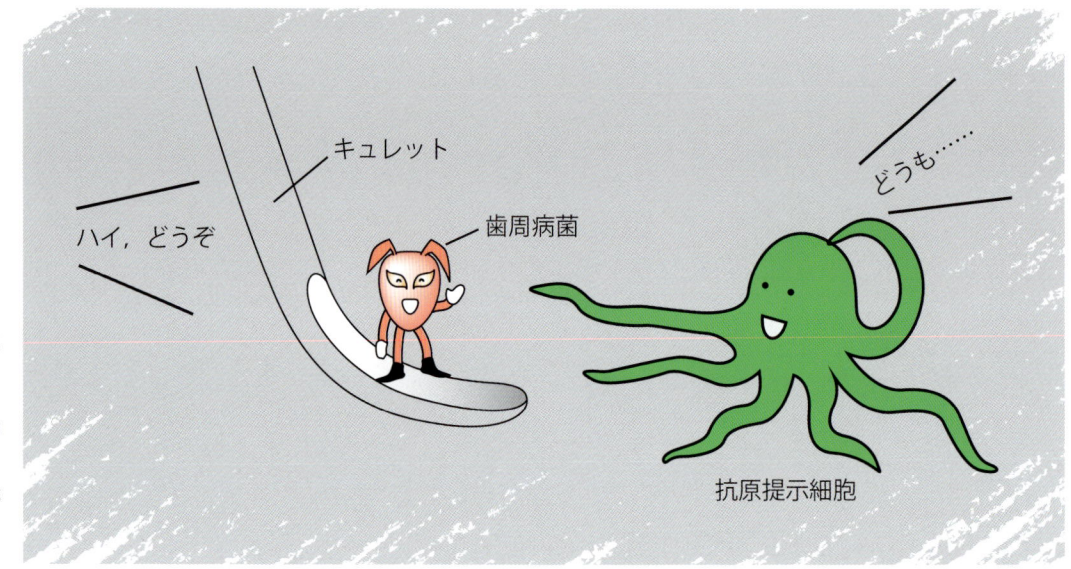

図 2-15 抗原提示細胞に抗原提示
　根面デブライドメントに伴って組織に抗原を押し込んでしまうことは，場合によっては抗原提示細胞に抗原を差し出すことになる

を再考してもらいたい．根面デブライドメントはその操作中に細菌やそれに関連した物質を歯周組織中に押し出してしまうことが多い．その量が閾値を越えると膿瘍の形成につながってしまうが，閾値以下の少量であれば生ワクチンのように免疫を誘導できる可能性がある．抗原提示細胞に対してスケーラーで抗原提示をするようなものだ（図2-15）．これによりポケット内の細菌などに対する抗体が誘導される．ポケットの深いところに住み着いている Red complex はスケーラーで押し出される可能性が高いかもしれない（あくまで私の希望的観測です）．

　上手く抗体を誘導でき，GCFとともにポケット内にやってきたとき抗体が目にするのはシェルターに守られた細菌ではなく，スケーラーで破壊され，ちりちりばらばらになった少数の細菌である．これなら抗体や補体も引っ付きやすいし，同伴した好中球の貪食もスムーズである．スケーラーで傷ついた歯周組織には好中球もたくさん集まってくるので一石二鳥どころか一石三鳥？　である．

● 抗菌療法と根面デブライドメント

　抗菌薬を内服する前に根面デブライドメントをすることのメリットを考えてみよう．これには細菌に対する効果と宿主に対する効果を分けて考えると理解しやすい．宿主に対する効果は説明したので，ここでは細菌に対する効果について考えてみる．

　根面デブライドメントにより細菌やその温床となる歯石は激減する．しかも抗菌薬の浸透しにくい細菌バイオフィルムを破壊することになるので，抗菌療法にとっては追い風だ．細菌1個に作用する抗菌薬の分子数を増やせば効果も増すと考えられるが，GCF中に浸出してくる抗菌薬の濃度はそんなに上げられないので，細菌の数を減らすほうが手っ取り早い．MIC（最小発育阻止濃度）というデータは通常 10^5 個/ml 程度の細菌数を相手に検査していることが多いので，ポケット内でそれ以上の細菌がいれば当然のことながら MIC データに基づく抗菌療法は役に立たない．

　たとえば Aa 菌にテトラサイクリンを作用させる場合，MIC はだいたい 6μg/ml くら

- SRP の効果の低いところほど抗菌療法も効果が低い

- 歯周病菌に良く効く抗菌薬ほど腸内細菌に選択圧がかかる

図 2-16　歯周抗菌療法のジレンマ

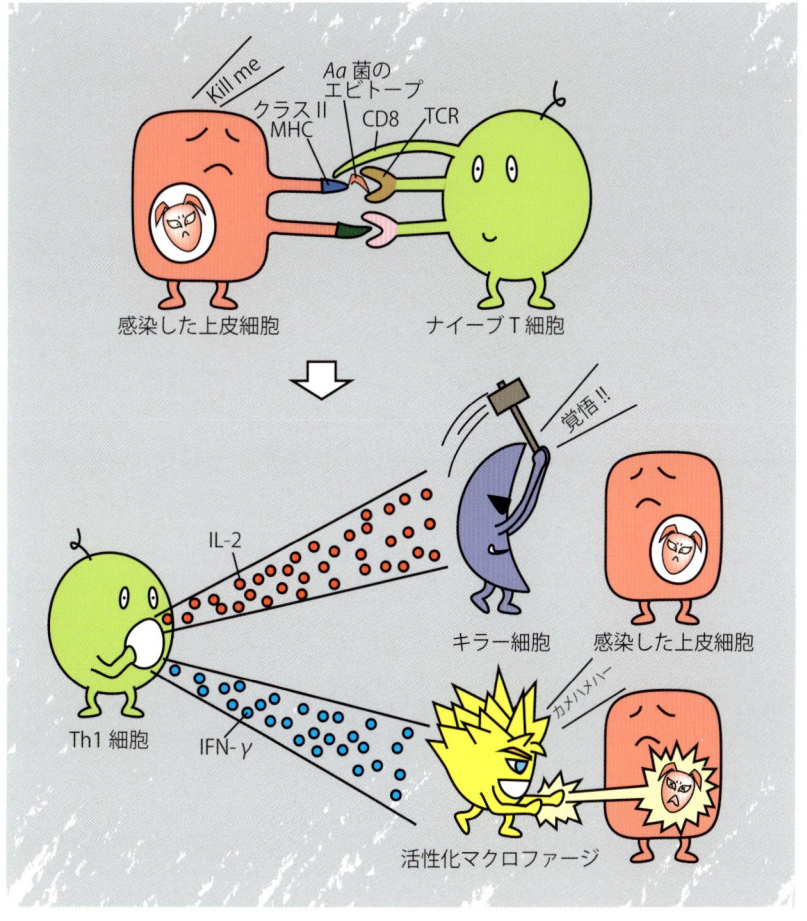

図 2-17　細胞性免疫
　感染した上皮細胞からの"Kill me"というお願いはナイーブ T 細胞に伝えられる．ナイーブ T 細胞は Th1 細胞に変身し，IL-2 や IFN-γ を使ってキラー細胞や活性化マクロファージという殺し屋を雇う．この殺し屋が感染した上皮細胞を病原菌とともに殺すのが細胞性免疫の基本的システムである

いで，テトラサイクリン内服後はこれ以上の濃度でポケット内に浸出してくることから抗菌効果が期待できる．しかしこれは 10^5 個/ml の Aa 菌に対しての作用である．深いポケットでは 10^7 個/ml もの Aa 菌がウヨウヨしていることがあり，この場合は単純計算だと 600 μg/ml のテトラサイクリンが GCF 中に浸出してこなければならない．おそらく死ぬほど内服してもこれは達成できない(あるいは達成する前に死ぬ)．つまり MIC データで判断する場合でも，細菌数を可及的に減らしておく必要があるわけだ．しかも前述のように根面デブライドメントは宿主の免疫反応をブーストする可能性もあるのだ．

　このように抗菌薬を使うときにはできるだけ根面デブライドメントを併用するのが一般的に受け入れられているアプローチである．抗菌薬の単独療法（Monotherapy）でも効果があるという報告もあるが，根面にたくさんの歯石が残った状態ではプロービングそのものの信頼性が"？"である．これは初診時のプロービングに数々の問題があることから推測できるだろう．

ペリオリテラシーを上げるための ポケットのバイオロジー

　抗菌薬を使うときにしっかり根面デブライドメントすることは大切である．しかも根面デブライドメントがしっかりできるほど抗菌薬の効果が高まる…．賢明な読者であればパラドックスに気づかれたのではないだろうか？　そう，根面デブライドメントができないような場所だから抗菌薬を使うとか，根面デブライドメントが上手くいかなかったから抗菌薬を使うというのは本来効果が薄いのである（図 2-16）．
　しかも抗菌薬は GCF 中に浸出してくるまでにあらゆる組織を通過してくる．必ず通過することになる消化管には常在する細菌が 100 兆個も住み着いているが，その多くは嫌気性菌であるバクテロイデスである．つまり *P gingivalis* や *P intermedia* と似たような細菌の集まりであり，歯周病菌によく効くような抗菌薬はこれらにも効いてしまうことになる（図 2-16）．逆に言うとお腹に優しいという抗菌薬ほど歯周病菌には効きにくいということだ．歯周病菌をやっつけるために腸内細菌という耐性の宝庫に強い選択圧をかけるということの危険性もわれわれは認識しておくべきであろう．

● 上皮細胞内 *P gingivalis* への生体反応は？

　この課題にデータで答えられる研究者はいないはずだ（いたらきっとデータを隠している！？）．通常，宿主の細胞内にウイルスや結核菌のような微生物が侵入すると細胞性免疫が発動する．前述の抗体と好中球で撃破するシナリオは体液性免疫だ（図 2-12，2-13）．感染を受けた上皮細胞は「自分が感染を受けているので自分を殺して感染の拡大を防いでくれ」と言いながら T 細胞（ナイーブ T 細胞）に報告し，この報告を受けたナイーブ T 細胞は Th1 細胞に分化，増殖して IL-2 や IFN-γ などのサイトカインを産生する．IL-2 の刺激でキラー T 細胞（Tc 細胞）が，IFN-γ の刺激で活性化マクロファージが感染した上皮細胞を微生物ごと撃破する（図 2-17）．この活性化したマクロファージのパワーはスーパーサイヤ人並み？　と言われている．
　このようなシナリオが *P gingivalis* が侵入した上皮細胞に対して起こるのだろうか？　また放射線治療のような細胞性免疫の低下する状況では *P gingivalis* が元気になるのであろうか？　テトラサイクリンやマクロライド，キノロンのような宿主の細胞内に入り込める抗菌薬を歯周治療に使うことは正当化されるのであろうか？　私の興味はどんどん広がっていくが…．いつか答えが出ることと思う．

　細菌感染症という面を強調してポケットにおけるバイオロジーの一端を眺めてみた．この領域は限りなく広く，深く勉強できるところなので，迷子にならないよう自己研鑽してもらいたい．次項はこれらの現象を横目に見ながらポケット療法におけるテクニックに注目してみたい．

文　　献

1) Socransky SS, Haffajee AD. Dental biofilms : difficult therapeutic targets. *Periodontol* 2000. 2002 ; **28** : 12.
2) Socransky SS, et al. Microbial complexes in subgingival plaque. *J Clin Periodontol*. 1998 ; **25** : 134.
3) Socransky SS, Haffajee AD. Periodontal microbial ecology. *Periodontol 2000*. 2005 ; **38** ; 135.
4) Serhan CN, et al. Resolving inflammation : dual anti-inflammatory and pro-resolution lipid mediators. *Nat Rev Immunol*. 2008 ; **8** : 349-361.
5) Kantarci A, et al. Host-mediated resolution of inflammation in periodontal disease. *Periodontol 2000*. 2006 ; **40** : 144-163.
6) Van Dyke TE. Control of inflammation and preiodontitis. *Periodontol 2000*. 2007 ; **45** : 158-166.
7) El-Sharkawy H, et al. Adjunctive treatment of chronic periodontitis with daily dietary supplementation with omega-3 Fatty acids and low-dose aspirin. *J Periodontol*. 2010 ; **81** : 1635-1643.
8) Mascarenhas P, et al. Clinical response of azithromycin as an adjunct to non-surgical periodontal therapy in smokers. *J Periodontol*. 2005 ; **76** : 426-436.
9) Haas AN, et al. Azithromycin as an adjunctive treatment of aggressive periodontitis : 12-months randomized clinical trial. *J Clin Periodontol*. 2008 ; **35** : 696-704.
10) Lamont RJ, et al. *Porphyromonas gingivalis* invation of gingival epithelial cells. *Infect Immun*. 1996 ; **63** : 3878-3885.
11) Tribble GD, Lamont RJ. Bacterial invasion of epithelial cells and spreading in periodontal tissue. *Periodontol 2000*. 2010 ; **52** : 68-83.

ペリオリテラシーを上げるための　ポケットのバイオロジー

コラム　〜オーバーとアンダー　その②

　患者さんのブラッシングに目を向けてみよう．ブラッシングにもオーバーとアンダーがある．オーバーブラッシングになると炎症は少ないものの，歯肉退縮や知覚過敏などに悩まされることになる．アンダーブラッシングでは歯肉の炎症やう蝕の原因となってしまう．オーバーブラッシングでは歯肉を失い，アンダーブラッシングでは骨や歯を失うことになる．どちらもいったん失えば取り戻すことは困難だ．初診に近い患者さんの場合，プラークが残っていることが多く，アンダーブラッシングに対する指導がメインになる．それがメインテナンス患者さんになると熱心にブラッシングをするあまり，オーバーブラッシングに傾いてしまうことが多くなる．同一患者さんであっても，時期や部位によってブラッシングが"揺れる"のである．われわれはその揺れを察知する地震計を備えておかなければならない．オーバーやアンダーという地震に気づく"感度"が必要なのだ．患者さんに地震速報を伝えるときにも配慮を心がけたい．オーバーの患者さんはわざとオーバーにしているわけではなく，プラークを取って口腔内の健康を維持しようと思って頑張っているのだ．「磨きすぎです」の一言で片付けるのではなく，まずは努力を賞賛し，そのあとでその努力がやや裏目に出ていることをそっと伝えるのである．「頑張りすぎましたね」という言葉に患者さんは救われた気持ちと，軌道修正をしようという気持ちが湧いてくるのではないだろうか？

　アンダーの患者さんもしかり．負い目を持っている患者さんもおられれば，プライドを持っておられる患者さんもおられるので伝え方は千差万別であるが，やはり軌道修正をしながらも頑張ろうという気持ちになってもらわなければならない．「磨けていない」という直球ど真ん中の表現も，「磨き忘れている」とか，「ここが苦手なようです」とか，「ここがポイントです」という表現に変えるだけで，頑固な患者さんの"見ザル，言わザル，聞かザル"状態から脱却できるかもしれない．

　われわれが行う治療介入はどうだろう？　患者さんにオーバーブラッシングだの，アンダーブラッシングだの偉そうに言っているわれわれの治療行為そのものが，オーバーやアンダーに常にさらされている．"過不足のない治療になっているかどうかという自問自答"は，患者さんの体を触らせてもらう職業人にとって基本OSである．いろんな知識やスキルという新作ソフトをインストールする前に"当然のこと"として存在しなければならない一種の"悩み"かもしれない．すべての医療人に付きまとう悩みであるからこそ，歯周外科が華々しく扱われるときに"マイナスの少ない治療"や"MI"といったコンセプトで自発的に軌道修正されてきた．その患者さんにとって，何がトゥルー・エンドポイントなのかという"探り"の中に方向性を見出して模索することが，この"悩み"と上手く付き合う方法のように思う．ここには一般解答は存在せず，欠損部位にインプラント補綴をすることが模範解答でもなければ，う窩に精度の高いレジン充填をすることが模範解答でもない．われわれの行う治療は，必ずしも正しかったかどうかが事後的に証明されるとは限らないのが悩みの種である．上手く改善しなかったり，患者さんに転医されてしまったりすれば間違いだったと言えるかもしれないが，それも

他の方法であれば上手くいったかどうかはわからない．

　こうやって考えてみると，オーバーやアンダーという"揺れ"は，患者さん自身の価値観や患者さんとわれわれの間の信頼関係のような，目に見えない次元の空間で漂っているように感じる．われわれの投げかける言葉やそのトーン，身振り，顔つきで，患者さんは自分の価値観というフィルターを通して感じ取り，反応される．われわれは小さな改善をオーバーに表現して，患者さんの満足感や達成感を最大化しようとすることもあれば，小さな悪化をアンダーに表現して，患者さんの気持ちの落ち込みを最小化しようとすることもある．正しい情報提供という意味では逸脱しているかもしれないが，コミュニケーション感度という羅針盤は，案外正しいことが多いことをわれわれは経験的に知っている．オーバーやアンダーに自覚的であること．そしてその揺れを患者さんの価値観の中で制御すること．それが"おとなの"ペリオを進めていく必要条件なのかもしれない．

（完結）

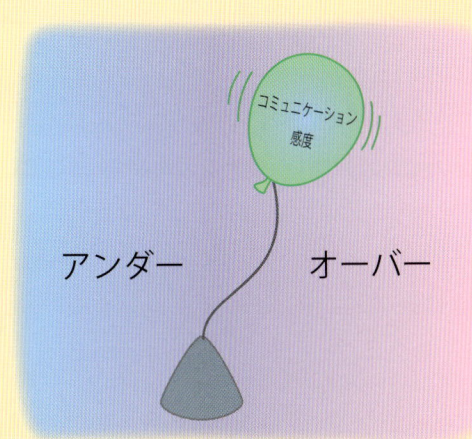

3 ペリオリテラシーを上げるための
ポケット療法のテクニック（非外科療法）

● はじめに

ポケットは元来"もの"ではなく"こと"である．しかしながらそのポケットに治療介入する場合は"もの"として扱う．そして創傷治癒という"こと"にゆだね，患者さんの歯周組織における現象に取り込んでもらうことになる．ここでは，ポケット療法という治療介入のノウハウについてまとめてみたい．

● Cause related region と Result related region

ポケットが形成されている歯周組織を眺めてみると，歯周病菌を含む細菌バイオフィルムという原因が存在する領域，原因関連領域（Cause related region）と，それらによって付着の喪失や結合組織の破壊，骨吸収を起こしている領域，結果関連領域（Result related region）に分けられる（図2-18）．前者をC領域，後者をR領域と略すこととしよう．

さて，ポケット療法には非外科療法（Non-surgical therapy）と外科療法（Surgical therapy）があるが，非外科療法がC領域のみに治療介入するのに対して，外科療法ではC領域とR領域の両方に治療介入するのが特徴だ（図2-19）．そしてC領域への治療介入は主に根面デブライドメントであるが，この場合，デブライドメント後の治癒形態については"非意図的"である．それに対して外科療法でR領域を扱うときには"意図的"に治癒形態を操作しようと試みる．このように外科か非外科かによって，また，C領域かR領域かによってわれわれの"意図の存在感"が変わってくるわけだ（図2-20）．

● 非外科的ポケット療法の"意図"

C領域だけを扱い，"非意図的"に創傷治癒を"待つ"非外科療法では，治療前の組織の状態が治癒に大きく影響する．歯肉の状態としては浮腫性の炎症，骨の状態としては水平性骨欠損だと歯肉退縮（Gingival recession）で治癒しやすいし（図2-21a, b），線維性歯肉や垂直性骨欠損は付着の獲得（Attachment gain）で治癒しやすい（図2-22a, b）．実はこの2パターン，つまり歯肉退縮と付着の獲得こそポケット療法におけるゴールとなるのである（図2-23）．非外科療法では『この症例では歯肉退縮で治そう』とか『この症例では付着の獲得をメインにしよう』なんていう操作が働きにくいと

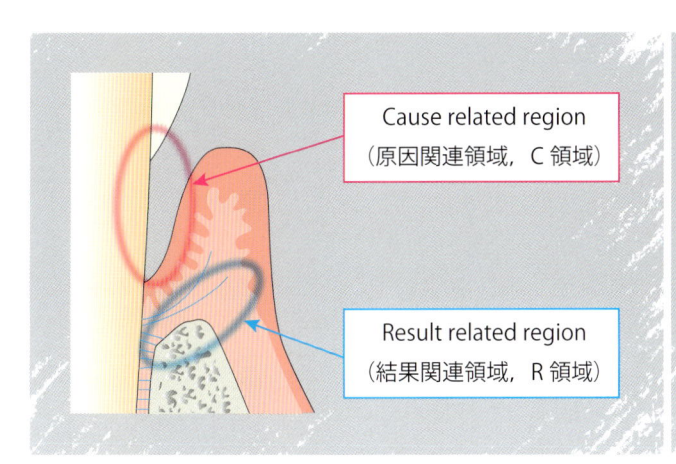

図 2-18 歯周治療における二つの領域
　歯周治療で対象とする領域には，原因（あるいはきっかけ）である歯周病菌の棲み着く原因関連領域と（C 領域），それによって破壊が進んだ結果関連領域（R 領域）に分けることができる

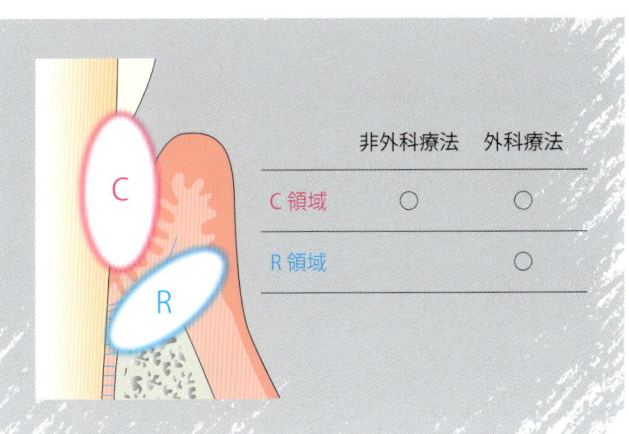

図 2-19　非外科療法と外科療法
　非外科療法で治療介入するのは C 領域のみだが，外科療法になると C 領域と R 領域の両方が対象になる

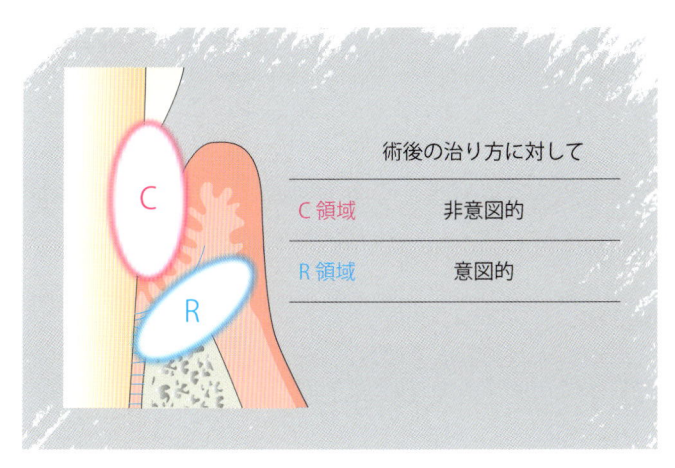

図 2-20　治療介入後の治癒に対する"意図"
　組織依存的治癒をする非外科療法では術者の意図が働きにくいが，術式依存的治癒をする外科療法では R 領域に対する治療介入に意図を滑り込ませることができる

いうことになる．これが"非意図的"と言われるゆえんである．別の言い方をすると非外科療法は"組織依存的治癒"を期待しているということになる．

外科的ポケット療法の"意図"

　外科的ポケット療法では C 領域の処置と R 領域の処置の両方を行う．C 領域は原因の除去という意味で治療介入しているわけで，それで創傷治癒の"ある形態を"狙っているわけではない．治癒形態を狙うのは R 領域への治療介入を通してである．ここに"テクニックおたく"の踏み込む領域があるわけだ．歯肉退縮を狙う場合は切除療法（Resective therapy），付着の獲得を狙う場合は組織付着療法（Tissue attachment therapy）や再生療法（Regenerative therapy）がある．切除療法は，できるだけ付着の位置を変えないで歯肉の位置を根尖側に下げることで，ポケットを浅くしようという治療方法である．それに対して組織付着療法では，歯肉の位置をできるだけ変えないで，付着の位置を歯冠側に上げることでポケットを浅くしようとしている．これは再生療法でも同じな

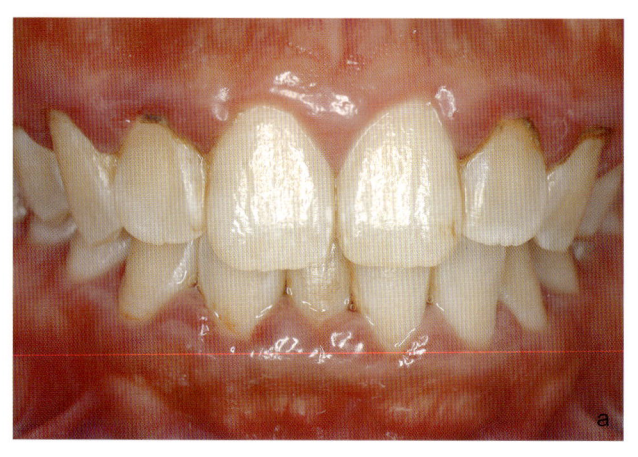

3 ペリオリテラシーを上げるための ポケット療法のテクニック（非外科療法）

図 2-21 a, b 歯肉退縮で治癒しやすい症例
　浮腫性に腫脹している場合（a）や，水平性骨欠損を伴う場合（b）は歯肉退縮による治癒が起こりやすい

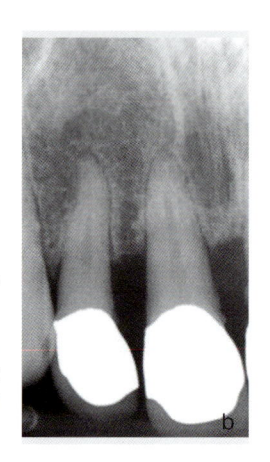

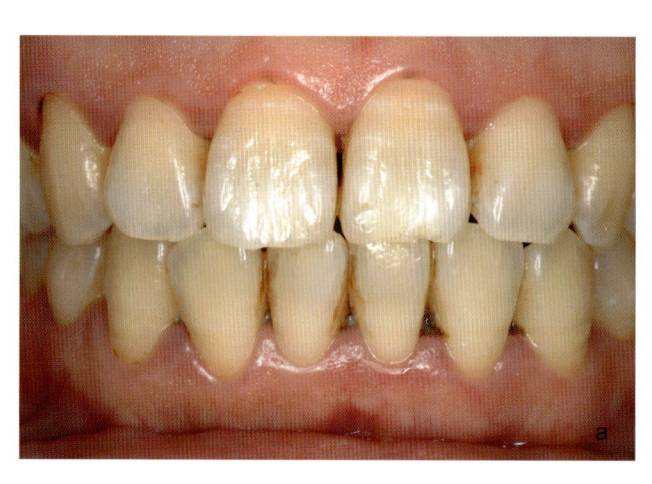

図 2-22 a, b 付着の獲得で治癒しやすい症例
　線維性の歯肉（a）や，垂直性骨欠損を伴う場合（b）は付着の獲得による治癒が起こりやすい

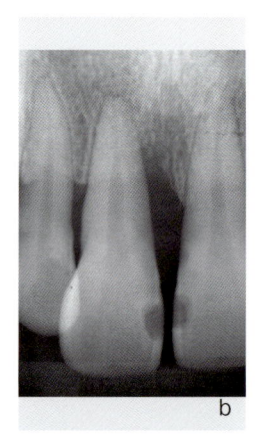

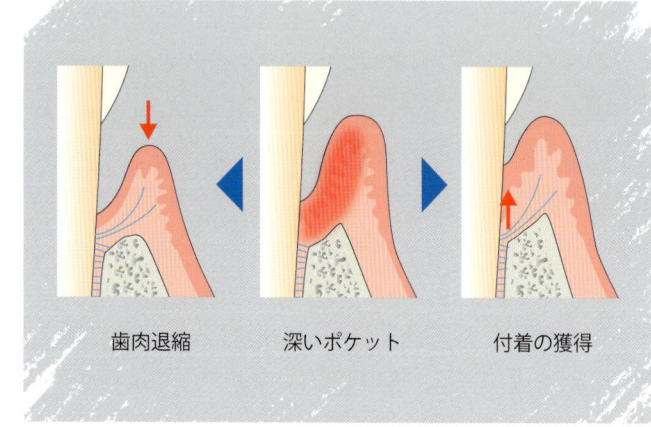

図 2-23 ポケット療法のゴール
　深いポケットを浅くするためには歯肉退縮を狙うか，付着の獲得を狙うかという選択肢が存在する

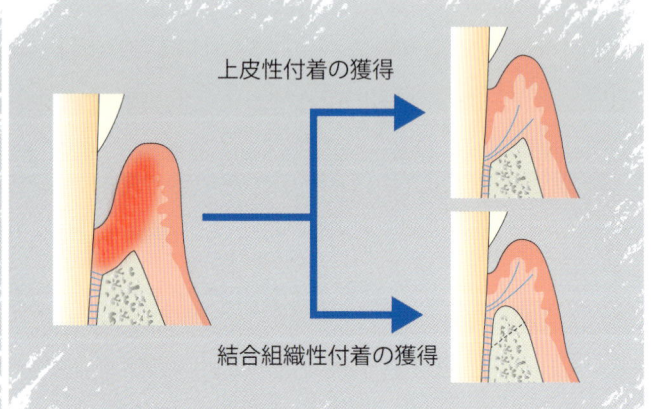

図 2-24 ポケット療法における付着の獲得
　ポケット療法で付着の獲得を狙う場合，長い上皮性付着による治癒を目指す組織付着療法と，新しい結合組織性付着を目指す再生療法がある

のだが，組織付着療法では付着の獲得の主なファクターが上皮性付着であるのに対して，再生療法では結合組織性付着になるのが特徴である（図 2-24）．このように外科療法では"術式依存的治癒"を期待していることになる．

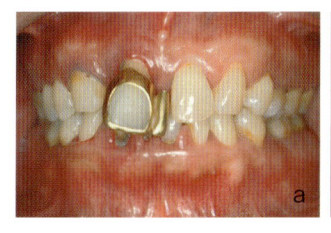

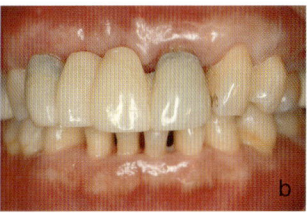

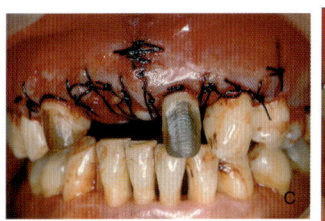

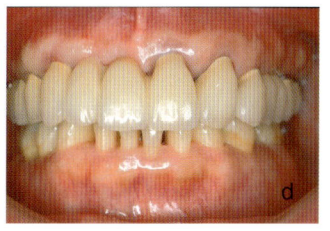

図 2-25 a～d 歯周治療の流れ
　非意図的，組織依存的治癒を初期治療で促し，ゴールへの達成度が低い場合はさらに意図的，術式依存的治癒を目指す．
aは初診時，bは初期治療終了時，cは歯周外科時，dはメインテナンス時の前方面観

● 非外科療法と外科療法の関係

　ここまでの話のまとめをかねて非外科療法と外科療法の関係を考えてみよう．歯周治療では，まず最初に初期治療（歯周基本治療）として非外科療法を行う．これにより炎症を改善して歯周病の進行をストップさせ，正しい病態の把握ができるようになる．そしてさらなる治療が必要となれば，修正期治療としての外科療法に移るという段取りである（図2-25a～d）．

　修正が必要かどうかという判断を非外科療法後にするのは，組織依存的な，非意図的な治癒をまず終了させる必要があるからだ．術者サイドでコントロールできない治り方をまず起こさせ，それで不十分となれば術式依存的，意図的治癒を目指した治療介入をするということになる（図2-25a～d）．

　それではポケット療法におけるテクニックの各論に移っていくこととしよう．まずは非外科療法から見ていく．通常，非外科療法という言葉にはプロケア，セルフケア両方をあわせたニュアンスがあるが，ここではプロケアとしての根面デブライドメント（Root debridement）について解説する．これは外科療法と共通するC領域の基本処置である．

● 非外科療法におけるテクニック

　根面デブライドメントに使う器具にはハンドスケーラー（Hand scaler），超音波スケーラー（Ultrasonic scaler），エアスケーラー（Air scaler）などがあり，用いる器具によりテクニックは変わってくる．ここではグレーシーキュレット（Grecey curret）とピエゾ電流タイプの超音波スケーラーについて解説する．

● グレーシーキュレットのテクニック

1）セントラルドグマ*

> フェイスと歯根面の有効角度を維持しながら，イメージした軌跡を作る

　初代のグレーシーキュレットはプッシュストローク（Push stroke）だったが，今ではすべてのキュレットはプルストローク（Pull stroke）である．ポケット底まで挿入後，歯根面上を搔き上げるわけだが，フェイス（Face）と歯根面の角度を70°前後に保ちな

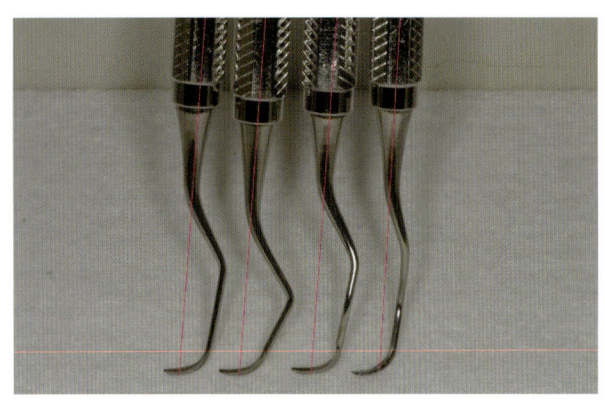

3 ペリオリテラシーを上げるための ポケット療法のテクニック(非外科療法)

図2-26 ハンドルの方向と刃先
ハンドルの延長上に刃先があるわけではないので,ポケット内での刃先の動きを理解しにくい

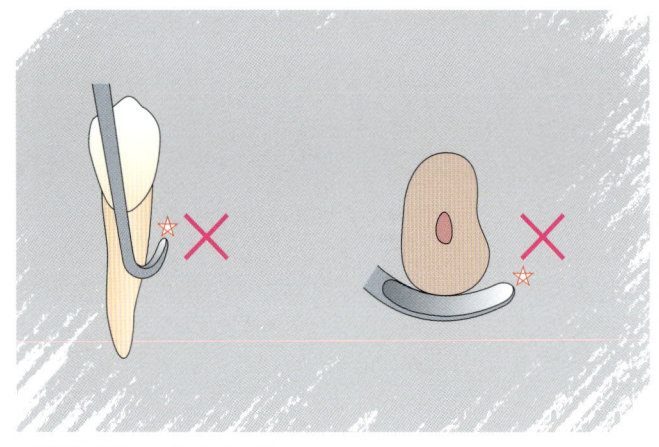

図2-27 刃先のはみ出し
ポケット内でストロークをしているときに,カッティングエッジは歯根面に当たっているものの,刃先はポケットからはみ出していることがある.特に浸潤麻酔下ではこれに気づかずに周りの組織を傷つけていることがある

がらプルストロークするのは案外難しい.それにはおそらく次の二つの原因が関係している.

(*中心的な課題やゴールの意味でセントラルドグマという言葉を使用している).

① キュレットテクニックが難しい理由「その1」〜軌跡をイメージしにくい

超音波スケーラーには振動という強い味方があるが,キュレットの動きはすべて自前である.自前でキュレットの刃先を動かそうと思えば,どこかに支え(レスト)が必要となってくる.キュレットと指を一体化して動かす場合は,疲れにくいものの刃先の動きはレストを中心とした円運動となりイメージしにくい.それに対して指を屈曲させながら引き上げる場合は,疲れやすいものの刃先の動きは直線的になってイメージしやすくなる.そしてキュレットの刃先はハンドルの延長上にあるわけではないので,これもイメージしにくい原因になる(図2-26).

② キュレットテクニックが難しい理由「その2」〜肝心な刃先が見えない

刃先が深いポケットの中でイメージどおりの仕事をしてくれているかどうかは外から視認できない.あくまで感触や音が頼りである.いい音がしていても,刃先がポケットからはみ出して歯肉を傷つけているかもしれない(図2-27).しかも歯肉縁下歯石がどこにどれくらい付着しているかということも視認できないのだから,スタートもゴールもあやふやになりやすい.

2) レストを支点とした回転運動理論

レストを支点としてストロークすると基本的にキュレットの刃先は円運動をする.その動きをどのようにセントラルドグマに近づけるかを考えてみよう.以下の解説は右利きを前提として展開することをお許しいただきたい.また話をできるだけ単純化するために,下顎前歯部の根面デブライドメントを想定することとする.

12時の位置に座り,術歯より右寄りの下顎前歯部にレストをとり(たとえば術歯が

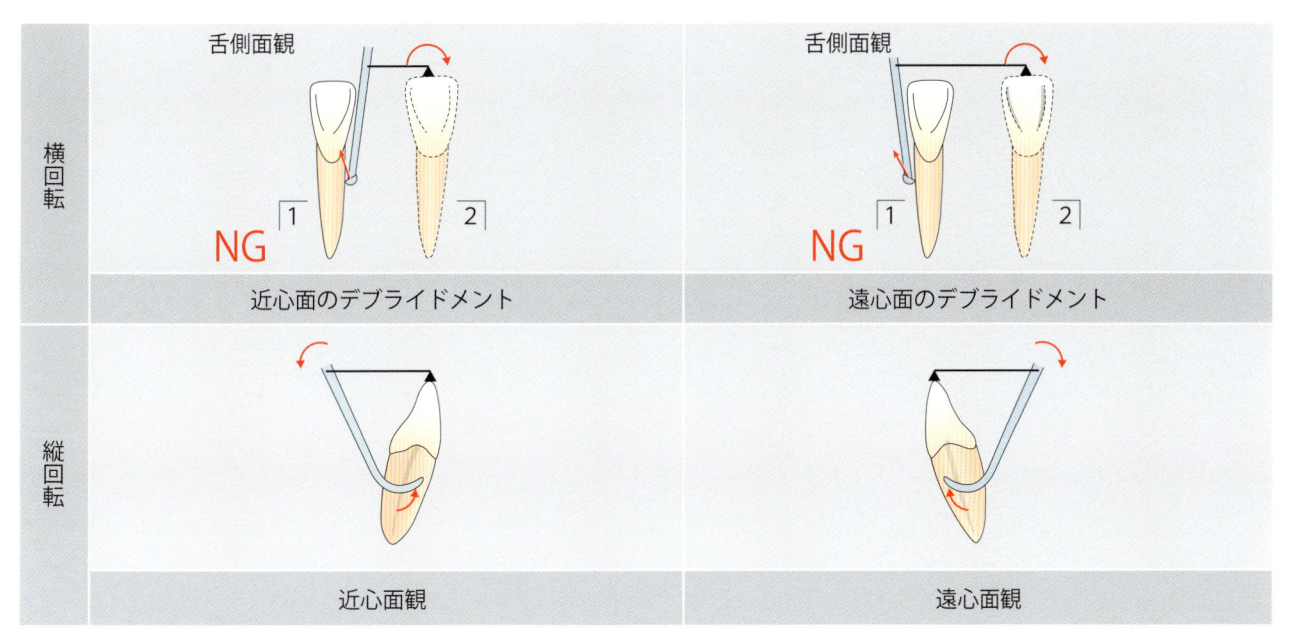

図 2-28　1̄近遠心面のデブライドメント
2̄切端にレスト（▲）をとって1̄をデブライドメントしている．術者は12時の位置（舌側面のデブライドメントのみ7時の位置）．ドアノブを回す動きを横回転，缶切りを動かす動きを縦回転と表現している

1̄のときに，2̄にレストをとるような感じ），それを支点としてストロークしようとすると動かし方に2通りあることがわかる．一つがドアノブを回転するような横向きの動き（横回転と呼ぶことにする），もう一つが缶切りを使うとき（古い？　伝わる？）のような縦の動き（縦回転と呼ぶことにする）である．つまり回転にも横回転と縦回転があるわけだ．それではこれらの回転運動をどのようにデブライドメントに取り入れるのかを考えてみたい．具体的に1̄を頭に浮かべてもらいたい．

① 近心面と遠心面をデブライドメントする場合

レストは2̄の切端とすると，この場合，横回転と縦回転のどちらが正解だろうか？答えは縦回転（図 2-28）．これにより刃先はポケット底から切端の方向に垂直ストロークできる．しかしながら刃先の動きは円運動なのでまったくの垂直ストロークにはならないし，また刃先の軌跡も直線ではない．縦回転の動きはレストに向かって手首を下げる方向が基本である．反対にすると刃先がポケット底に向かってしまうからだ．ちなみに横回転でデブライドメントしようとすると，近心面では刃先が歯根面に食い込む方向に動き，遠心面では歯根面から離れる方向に動いてしまうことになる．これは回転面とブレードが直行しているためである．

② 唇側面と舌側面をデブライドメントする場合

この場合は横回転になる（図 2-29）．12時の位置から唇側面をデブライドメントする場合，ドアノブを時計回りに回す方向になる．反対にすると刃先はポケット底に向かってしまう．もしこの場合縦回転でデブライドメントしようとすると，刃先は歯根面から逃げる方向に動いてしまうため側方圧のコントロールが難しい．横回転だと常に一定の側方圧をかけながらフェイスの角度を保てる．

3 ペリオリテラシーを上げるための ポケット療法のテクニック（非外科療法）

	唇側面観	舌側面観
横回転	②　①	①　②
	近心面観	近心面観
縦回転	NG	NG
	唇側面のデブライドメント	舌側面のデブライドメント

図 2-29 ①唇舌側面のデブライドメント
図 2-28 と同じ要領で唇舌側面をデブライドメントする

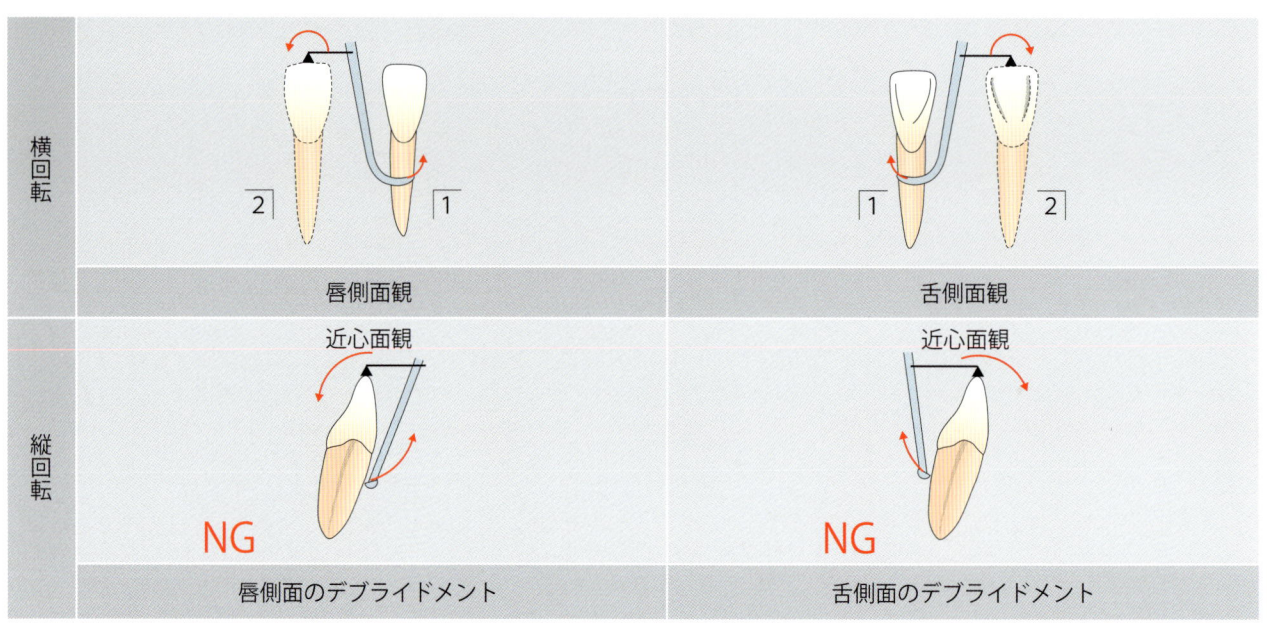

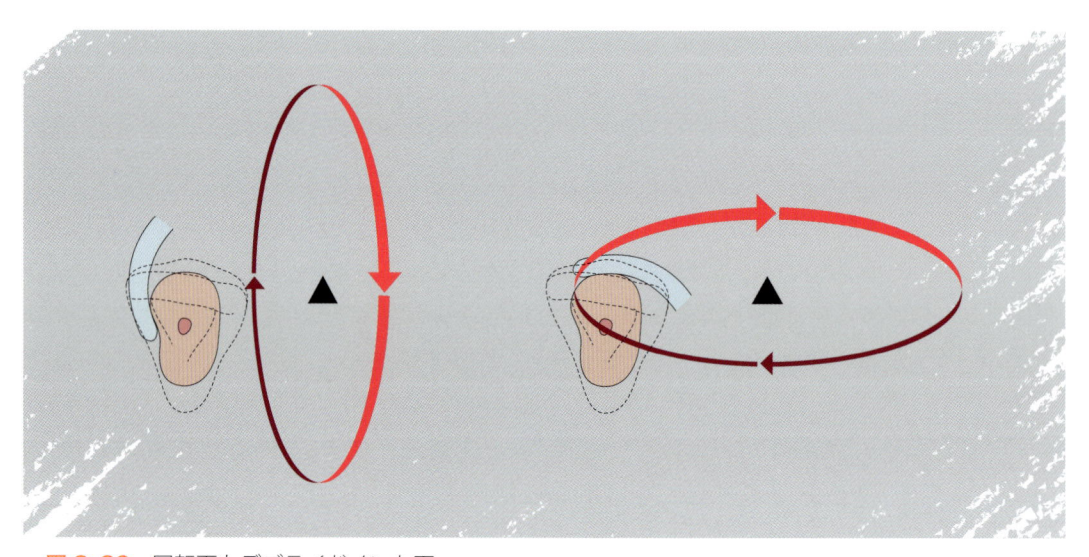

図 2-30 回転面とデブライドメント面
　デブライドメントする歯根面と回転面は平行である．そして自分の胸と直行する面をデブライドメントするときは縦回転，平行な面をデブライドメントするときは横回転となる．左は図 2-28 を，右は図 2-29 を意識した一般的イメージである

　これらから一般論を導き出してみよう．まず，回転運動の回転面とカッティングエッジは平行である（図 2-30）．これがもし直行にすると，刃先の軌跡は歯根面から離れてしまったり，歯根面に食い込んでしまう．そのため正しくデブライドメントができないだけでなく，周囲組織を傷つけてしまう可能性がある．もう一つの一般論は術者の胸と平行な面（前述の場合，唇側面と舌側面）をデブライドメントするときには横回転，術者の胸と直行する面（前述の場合，近心面と遠心面）をするときには縦回転ということ

だ．もちろんここに刃先が円運動するのを補正するためにレストをずらしたり，指を屈曲させたりする小技が入ることになる．

3）常にイメージすることの重要性

見えない刃先がどのような軌跡を描いてストロークされているのかを常に意識する必要がある．効果的で効率的なデブライドメントには正しい理論に加え，感触や音といった情報を有効に利用することが大切である．そして，そこにはデブライドメントに大きな影響を与える前提がある．それが適切なシャープニングである．

● 超音波スケーラーのテクニック

1）セントラルドグマ

> 歯根面に横方向から軽く接触させ，ポケット底から歯冠側へジグザグに動かしていく

キュレットと同じく，ポケット底から歯冠側に向かってチップを動かすことが基本である．

2）テクニック上の特徴

① 使用するチップの種類は限定的

グレーシーキュレットであれば1ブロックに対してダブルエンドのキュレットで3，4本用意するだろうが（ブレード数でいうと6，8本），超音波スケーラーは通常，1本のチップでデブライドメントすることが多く，術者フレンドリーと言える．

② チップを当てる方向に注意

チップは直線に近い動きで振動するので，その振動と直交するように歯根面に当てると傷がついてしまう．そのため歯根面に対して横方向からチップを当てることになる（図2-31）．

③ チップはフェザータッチで，軽く歯根面に触れる程度

キュレットのようにしっかりとした側方圧は不要．シャンクと歯根面の角度はできるだけ小さいほうがよい（できれば15°以内）．チップ先端から2mm程度までをブレードと考えて使うようにしたい．角度がつきすぎると先端だけが歯根面に当たり，振動が強くなりすぎて，歯根面が傷つきやすくなる．キュレットは歯石の根尖側に入り込んでストロークしないかぎり除石できないが，超音波スケーラーは軽く触れるだけ（スウィーピングストローク，Sweeping stroke）で破壊できるのも特徴である．

④ チップの位置はイメージしやすい

グレーシーキュレットはシャンクが屈曲しているだけでなく，種類によって屈曲の仕方が異なるので，慣れないとポケット内での刃先の位置をイメージしにくい．それに対して，超音波スケーラーのチップは形態が単純でイメージしやすい（図2-32）．

⑤ ジグザグに軽く歯根面を掻き上げていく

キュレットのような回転運動は意識せず，探知したポケット底から歯根面をなぞるように掻き上げていく（図2-33）．

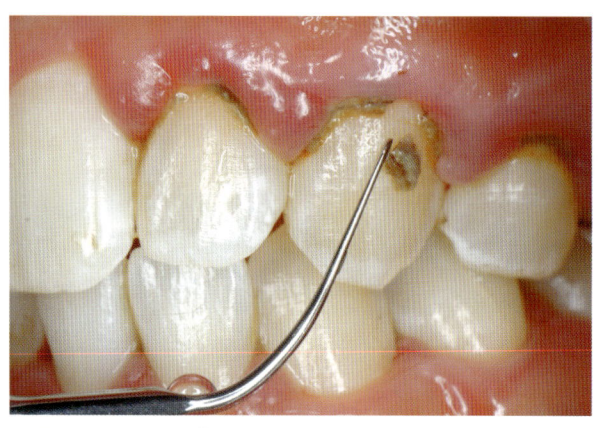

3 ペリオリテラシーを上げるための ポケット療法のテクニック（非外科療法）

図 2-31 チップの側面を使う
チップの先端 2 mm ほどの側面を使うように心がける．ピエゾ電流タイプではチップの動きは直線に近い楕円形なので，チップの当て方によって効率や歯根面への傷に影響が出る

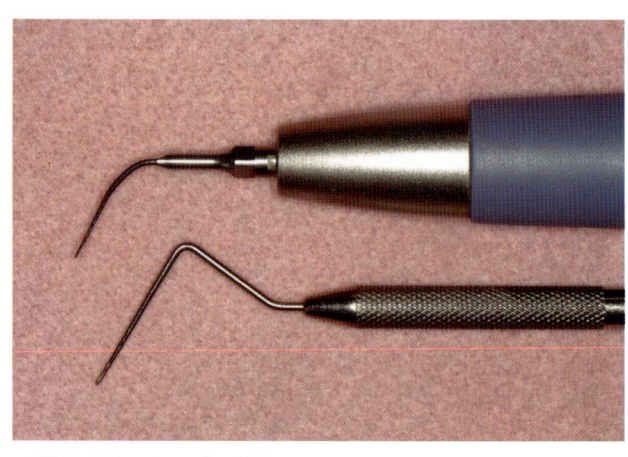

図 2-32 チップの形態
さまざまな形態のチップが用意されているが，深いポケットに使用するようなチップは，プローブに似た形態になっていて使いやすい．写真上部はピエゾンマスター 600（松風）のハンドピースと PL3 チップで，下部のプローブと似た形態になっている

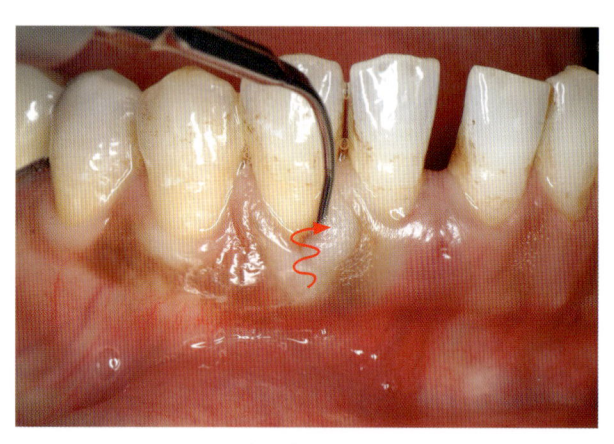

図 2-33 スウィーピングストローク
チップ先端の側面を歯根面に軽く当て，側方圧を加えないでポケット底から歯冠側に掻き上げていく

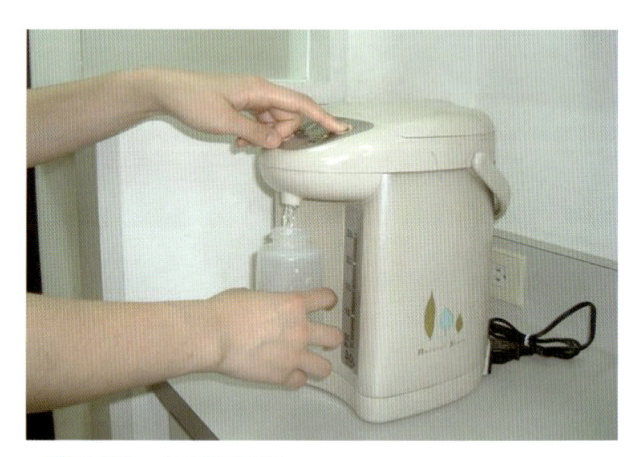

図 2-34 水の温度調節
低い注水温度によって知覚過敏が出る場合は，ぬるま湯に変えることで回避できることがある．ただし高温はチップの冷却効果の低下，ボトルの変形の原因になるので要注意

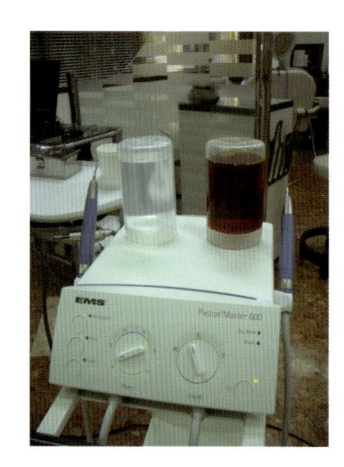

図 2-35 薬液の使用
6 mm 以上の深いポケットでは，水道水の代わりに薬液を使用すると多少の付加的効果が期待できる．向かって右のボトルにはポビドンヨード液が入っている．写真はピエゾンマスター 600（松風）

⑥ パワー設定と注水に注意

　歯石の量や硬さなどでパワー設定を変更する．もちろん，メインテナンスにおけるバイオフィルム破壊だけの場合が最も低い設定になるはずだ．振動による知覚過敏を起こしやすい患者さんへの配慮，低温の水による知覚過敏を起こしやすい患者さんへの配慮も大切．十分な注水はいうまでもないが，水を口腔内にためるのが苦手な患者さんや，むせやすい患者さんには，排唾管の利用や水を喉の奥ではなく横に貯めるように頭位を工夫する必要がある．

⑦ 水の温度設定や薬液の利用

　ボトル給水タイプであれば，冷水による知覚過敏を起こしやすい患者さんにはぬるま湯を使うことができる（図2-34）．また深いポケットであれば薬液の併用も可能である．（図2-35）

　今回はC領域に対しての処置の基本である根面デブライドメント（非外科療法）のテクニックの概略を解説した．誌面の都合上，各論は他書に譲りたいと思う．

コラム ～"はずれている感"という呪縛

　人間は一人あたりだいたい60兆個の細胞を持っていて，それぞれの細胞は2メートルにもなる長さのDNAを遺伝情報として収納していると見積もられている．一人の人間が持っているDNAをすべてつなぎ合わせると，地球と太陽を400往復もできるとてつもない距離になってしまう．DNA→RNA→タンパク質というスキームはセントラルドグマといわれて生物学における大きな柱になっていて，通常，タンパク質をコードしたDNA上の塩基配列は遺伝子と名付けられ，DNAは遺伝子の集合体と思われていた．しかしながら，DNA上の塩基配列のほとんどはタンパク質の暗号にはなっておらず，純粋にタンパク質の暗号になっているのはDNAの中のたった1.2%にすぎないということがわかった．

　話を最大化してみよう．最近の宇宙物理学のコンセンサスとしては，全宇宙における質量（あるいはエネルギー）のうち，原子でできているのはたった4%らしい．残りの96%は暗黒物質や暗黒エネルギーと呼ばれる，いまだに未解明なものだということである．遺伝子の1.2%も，原子の4%も昔想定されていた数値をはるかに下回るものであり，いわゆる"想定外の状況"というところである．

　われわれの英知というものは"そんなもの"なのだろう．新しい発見があるとそれに踊らされて学者たちは騒ぎ立てる．それはそれで科学の進歩という名の下，喜ばしい状況なのだろう．しかしながら，基本的にそれらの知見は今までの知見に"上書き"されてしまう．みんな古い考え方には見向きもしなくなってしまうのである．これは再考の価値があると思う．なぜなら，進歩したと思っているわれわれの科学も"そんなもの"だというレベルからは抜け出していないからだ．

　そもそも科学といわれるものは，仮説を立て，それを証明し，反証して少しずつ固めていくが，われわれはその過程で使用する基準や分類そのものが"はずれているかもしれない"ということに自覚的でなければならない．たとえば，歯周病の原因菌の一つに挙げられているAa菌は，私が学生時代はY4株が最も病原性が強いので要注意だといわれていた．その後，血清型による分類がされるとSerotype bの病原性が高いといわれるようになった．今ではJP2というクローナルタイプが危ないということになっている．Y4株にしても，Serotype bにしても，JP2にしても，そもそも分類の基準が違う．異なる物差しで測っていることになるのだ．この基準というのが曲者で，これによって結果が大きく異なってしまうのである．たとえば，癌になるリスクを考えるときに，メガネをかけているかどうかという基準だけで勝負すれば，データの集まり方によっては，メガネをかけている人は癌になりやすいなどという結果が出る可能性もあるのである（たぶん間違い…きっと間違い）．

　そのため，科学的と信じて行っている実験の結果も，もしかすると微妙に"はずれている"可能性がある．私には現在の免疫学も，歯周病の病因論も少しはずれているように思えてしょうがない．歯周病における免疫学では一時，Th1系の反応なのか，Th2系の反応なのかと話題になったが，結局両方の意見が出て宙ぶらりん，そうこうするうちにTh17はどうかなどと

いう意見まで出ている．われわれが勝手に想定したTh1やTh2という分類基準では，判断できないのではないかという意見は聞いたことがない．歯周病の病因論も私が学生時代に習った内容とは大きく離れてきている．これは"進歩"として認めるべきなのか，"反省無き迷走"ととらえるべきなのか私にはわからない．少なくとも，自分たちの用いている分類や判断基準というものが，相手をはかる物差しとして"はずれている"可能性があるという謙虚な自覚が必要だろう．そして新しい知見に舞い上がって上書き保存ばかりしていると，自分たちが歩んできた軌跡が不明瞭になるだけでなく，これからの方向性も行き当たりばったりになってしまうというリスクを自覚するクールさも大切である．

科学的なエビデンスがあるという言葉は，研究対象を自分たちの持ち合わせた基準で，最大限のリソースを使いながら判断したら，黒と出たという意味であり，それ以上もそれ以下も意味がないのかもしれない．真理とは何であるかとなると，私の理解を超える領域の話になってしまうが，真理にたどり着いたというような"してやったり感"に満ち溢れたエビデンスほど，危ういものはない．いや，もう少し正確に言うと，"してやったり感"に満ち溢れた研究結果を発表する科学者ほど，自制的でなければならないと思うのである．"してやったり感"に満ち溢れた顔をして講演する私が言うのもなんだけど…．

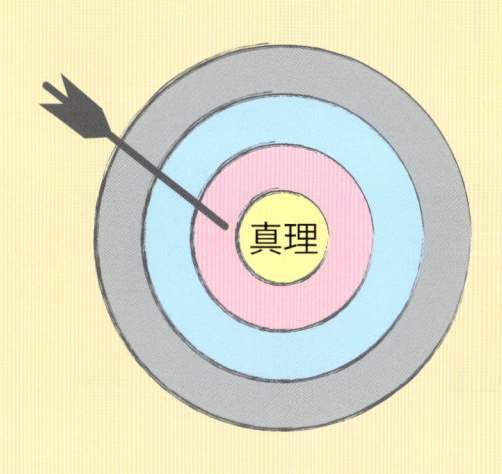

はずれている感

4 ペリオリテラシーを上げるための
ポケット療法のテクニック（外科療法）

● はじめに

　非外科的ポケット療法ではC領域（Cause related region）への介入だけなので，意図的に治癒をコントロールできず，主に組織の状態に大きく左右される．それに対して外科的ポケット療法ではR領域（Result related region）への介入を通じて意図的な治癒が期待できる．しかも術式依存的であるので，採用する術式によって治癒形態が異なる．

　ここでは，外科的ポケット療法のテクニックに焦点を当ててみたい．

● 外科的ポケット療法のゴール

　ポケットという厄介な環境を改善しようというのがポケット療法（Pocket therapy）である．ポケットを浅くすることで歯周病菌の大好きな嫌気的環境を減らし，メインテナンスしやすい環境を作り出そうというものだ．ただポケットを浅くするという共通の目標があるものの，その戦略には3通りある．

　ポケットの深さ（≒プロービング値）というのは歯肉頂から付着の位置（≒プローブの止まる位置）までの距離である．ということは，単純に考えるとポケットを浅くするためには歯肉の位置を下げる（歯肉退縮）か，付着の位置を上げる（付着の獲得）かどちらかの戦略をとることになる（図2-36）．

　そして実際，ポケット療法には歯肉退縮でポケットを浅くする戦略と付着の獲得で浅くする戦略があり，しかも付着の獲得というゴールには上皮性付着という付着と結合組織性付着という付着の2通りがあるのだ（図2-36）．

　歯肉退縮というゴールを目指す外科的ポケット療法のことを切除療法（Resective therapy），上皮性付着による付着の獲得を目指す外科的ポケット療法のことを組織付着療法（Tissue attachment therapy），そして結合組織性付着の獲得を目指す外科的ポケット療法のことを再生療法（Regenerative therapy）という（図2-37）．

　この3つの療法についての解説をしよう．ただし硬組織マネジメントに関しては第4章（10～12）で扱うこととし，ここでは軟組織マネジメントについて解説していく．

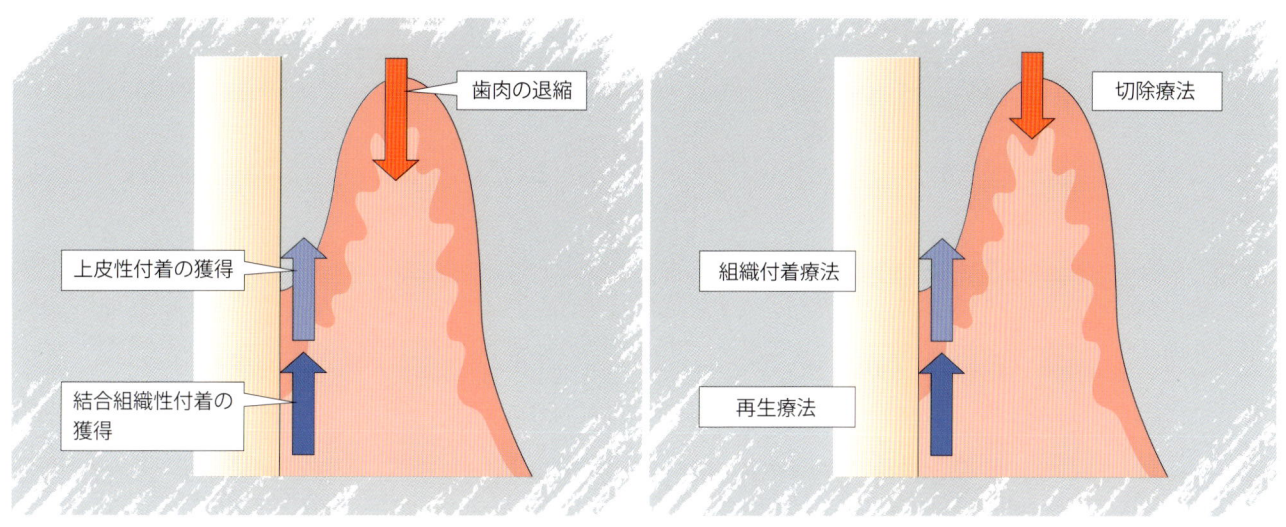

図2-36 ポケット療法の"戦略"
　深いポケットを浅くするには頂点を下げるか（歯肉退縮）、底を上げるか（付着の獲得）しかない．そして底には上皮性付着という底と結合組織性付着という底の2種類がある

図2-37 ポケット療法の"戦術"
　歯肉退縮を狙う戦術を切除療法，上皮性付着の獲得を狙う戦術を組織付着療法，結合組織性付着の獲得を狙う戦術を再生療法という

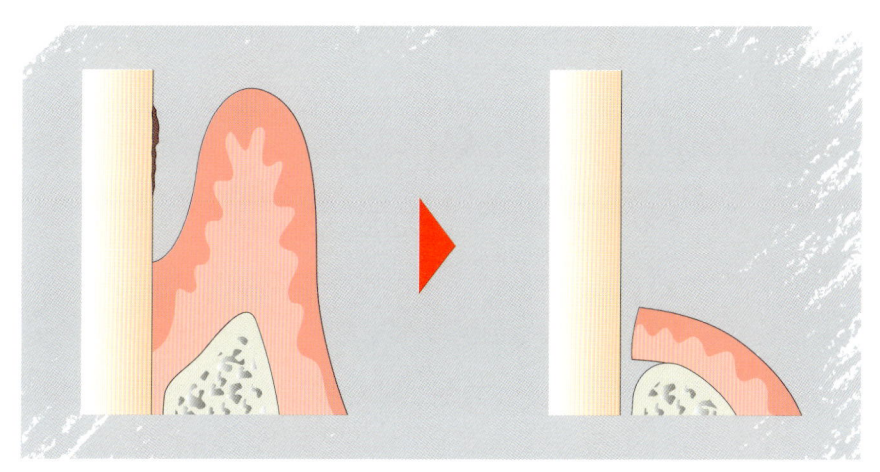

図2-38 切除療法のセントラルドグマ
　歯肉は中抜きして切除し，骨は凸部を切除した後，フラップ断端を骨頂に位置づける

● 切除療法におけるテクニック

1）究極の歯肉退縮を起こすためのセントラルドグマ

生理的な形態の骨頂に薄いフラップ断端を位置づける

　R領域で歯肉退縮を意図的に起こして深いポケットを浅くしようという術式である．歯肉の分厚いところは中抜きをして薄くし，骨欠損は突出部を削ることで生理的な形態に近づける（歯肉の外側を切り取る歯肉切除術はここでは除外する）（図2-38）．歯冠長延長術でよく用いられ（図2-39a〜d），術後に歯根が露出するため，根面齲蝕や知覚過敏が起きたり審美障害の原因になることがある．確実にポケットを浅くする方法である（図2-40a〜c）．歯肉弁根尖側移動術（Apically positioned flap）が代表選手である．

39

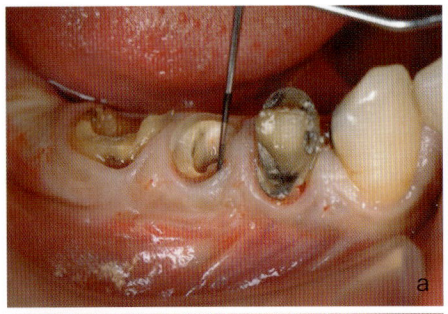

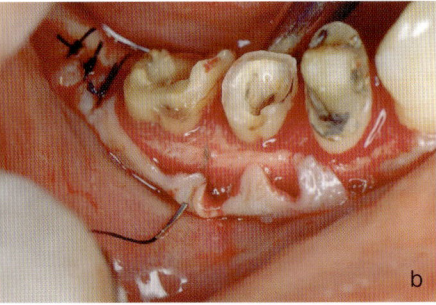

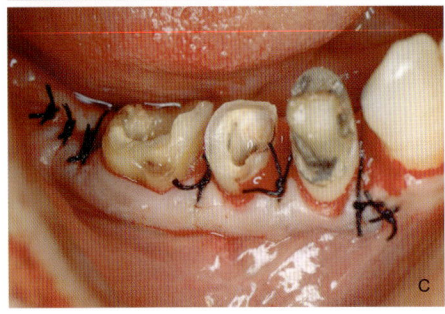

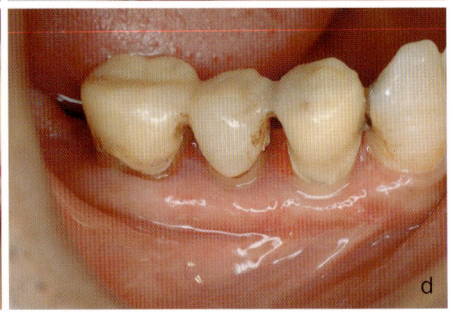

4 ペリオリテラシーを上げるための ポケット療法のテクニック（外科療法）

図2-39a〜d 歯冠長延長術としての切除療法

多数歯にわたる歯肉縁下齲蝕では，齲蝕除去後の補綴物マージンがバイオロジックゾーン（Biologic zone）を侵すことになる．そこで切除療法により健全歯質を歯肉縁上に露出させることで解決することがある．aは齲蝕除去後の術前の状況．bは骨切除後，部分層弁を骨膜縫合しているところ．cは骨膜縫合終了時．dは術後2週間

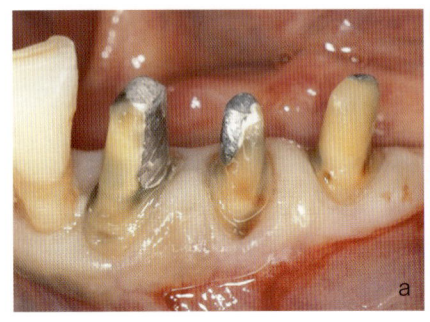

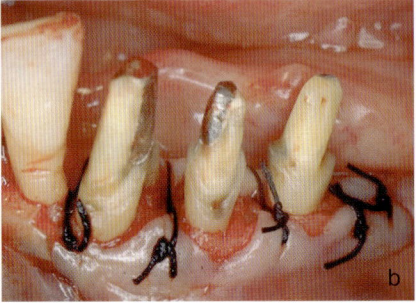

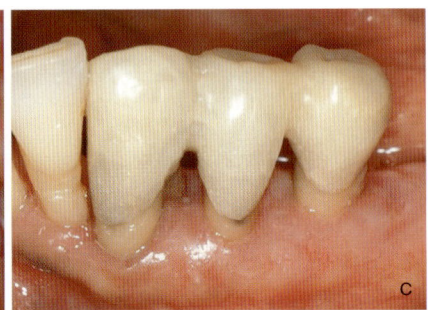

図2-40a〜c ポケット療法としての切除療法
深いポケットに歯肉退縮を起こさせてシャローサルカスを狙うには切除療法を採用する．aは術前，bは術直後，cは術後約1カ月の状況

2）切開＆剝離

ゴールイメージにたどり着くプロセスが頰側と舌側で異なるため，分けて説明する．

① 頰側のプロセス

切開の位置；できるだけ角化歯肉を保存するために辺縁切開（Marginal incision）あるいは傍辺縁切開（Submarginal incision）とする．頰側は角化歯肉が少ないことが多いからだ（図2-41）．

切開の方向；ほとんど歯肉の外面と平行くらいとし，メスにより部分層弁（Partial thickness flap）を作っていく．部分層弁は骨膜を骨面上に残すため，縫合のときに骨膜を"のりしろ"に使える（図2-41）．

切開の深さ；歯肉歯槽粘膜境（Mucogingival junction）を越える位置まで切開しないとフラップの移動が困難になる（図2-41）．

このように頰側ではフラップを自由に移動できる状態を作りながら，最終的に骨膜に縫合することでフラップを固定できるようなプロセスを取る．

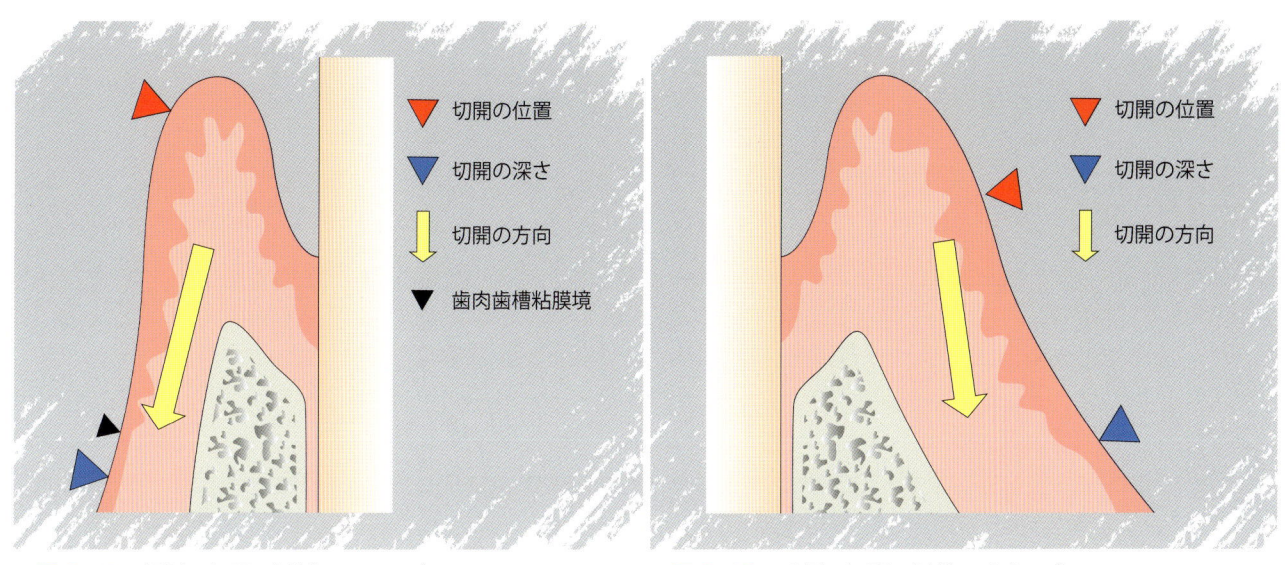

図2-41　頬側の切開&剝離のイメージ

図2-42　舌側の切開&剝離のイメージ

② 舌側のプロセス

切開の位置；舌側は角化歯肉量が多いため（上顎口蓋側はすべて角化歯肉！），かなり歯頸部から離した歯槽頂予測切開（Crestal anticipated incision）とする（図2-42）．

切開の方向；イメージとしては歯から離れる方向となる．これは歯肉の厚みがある上顎では顕著になる．この方向への切開により組織の中抜きができ，フラップの厚みのコントロールができるようになる（図2-42）．

切開の深さ；深さが不足すると中抜きが不十分となるだけでなく，フラップのローテーションをしにくくなるので，十分な距離を確保しなければならない．特に上顎では1cmくらいの深さが欲しいところだ（図2-42）．

このように舌側ではフラップの厚みを減らしながら，フラップをローテーションさせてその断端を骨頂に位置づけるプロセスを取る．

3）縫合

"2）切開"と同じく頬側と舌側で異なる．

① 頬側の縫合

切開で骨膜を残しているので，フラップを根尖側に移動した状態でフラップ断端を骨膜に縫合する．角化歯肉の幅が少ないので通常，刺入点は1箇所となる（図2-43a, b）．

② 舌側の縫合

舌側は中抜きをしたフラップで，ちょうど骨頂にその断端が来るように切開されているはずである．フラップの下に死腔ができないようにしっかりとフラップを押さえつけなければならないので垂直マットレス縫合（Vertical mattress suture）を用いる（図2-44a, b）．

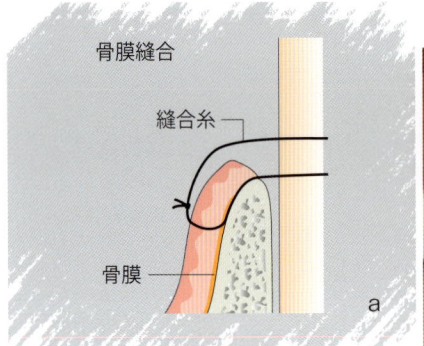

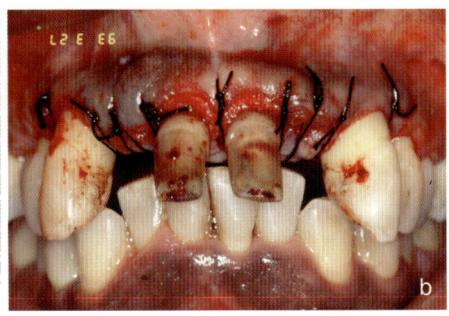

4 ペリオリテラシーを上げるための ポケット療法のテクニック（外科療法）

図2-43a, b 頬側の縫合
頬側は骨膜を骨面に残しているのでフラップと骨膜を拾う骨膜縫合を行う．これによりフラップは根尖側に移動し，フラップ断端を骨頂に位置づけることができる．aはイメージ断面図，bは実際の術直後の正面観

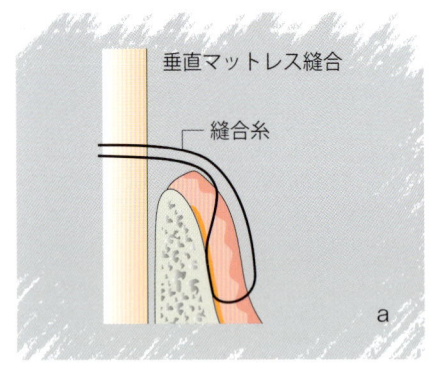

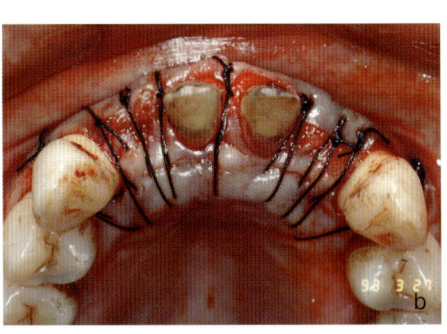

図2-44a, b 舌側の縫合
舌側はフラップを戻すとちょうど骨頂に断端が位置づけるように切開されている（歯槽頂予測切開）．フラップはもともと厚みがあり，中抜きをしているので死腔ができないようにしっかりとフラップを押さえつける必要がある．そのため垂直マットレス縫合を採用する．aはイメージ断面図，bは実際の術直後の舌側面観

　頬側では根尖側にフラップを下げながら骨膜縫合（Periosteal suture）を用いてフラップ断端を骨頂に位置づけ，舌側ではフラップをローテーションさせながら垂直マットレス縫合で押さえつけて，フラップ断端を骨頂に位置づけるというテクニックを使う．これによりセントラルドグマが達成され，歯肉退縮による治癒が起こる．できあがる歯肉溝はシャローサルカス（Shallow sulcus）と呼ばれる．

● 組織付着療法におけるテクニック

1）LJEによる治癒を起こすためのセントラルドグマ

> 骨欠損はそのままで歯肉を可及的に残し，フラップを元の位置に戻す

　C領域をきっちり処理して，R領域はほとんど触らなかったかのようなゴールイメージである．壁をすり抜ける超能力のある人が誰も気づかないうちに歯根面だけ確実にデブライドメントしてしまうとこのような治癒が起こるかも（図2-45）．改良型ウィッドマンフラップ（Modified Widman flap）が代表選手である．

　上皮性付着というジッパーを上げてポケットを浅くする治療法で，上皮性付着が長い距離になっている．このような治癒を長い接合上皮（Long junctional epithelium, LJE）による治癒という．できあがる歯肉溝はディープサルカス（Deep sulcus）と呼ばれている．歯肉頂の位置はほとんど変わらないので，切除療法と比べて審美障害や根面齲蝕，知覚過敏などの問題が出にくい．その代わりLJEは破壊されることがあるので，シャローサルカスよりポケットの再発リスクが高いと考えられる（図2-46a〜c）．

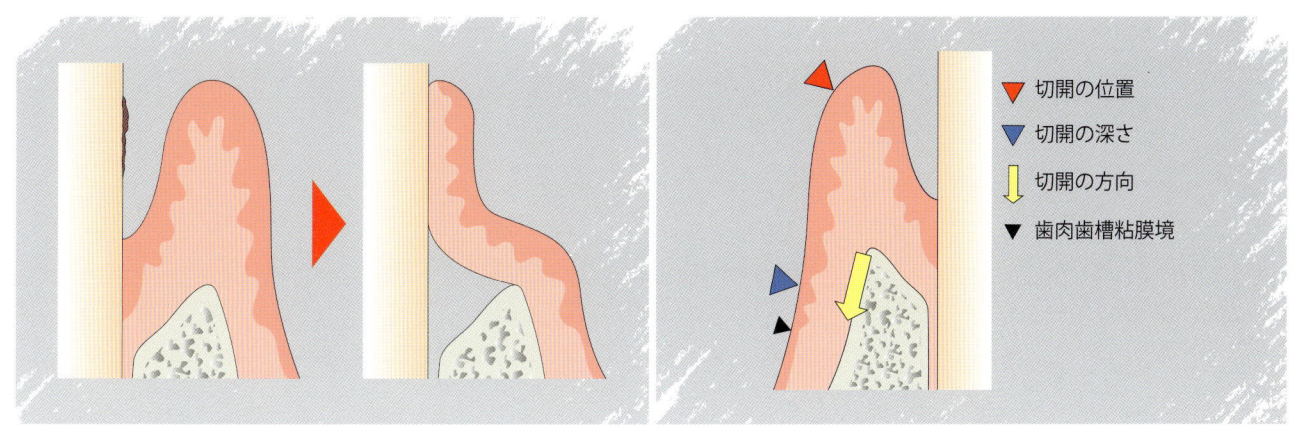

図 2-45　組織付着療法のセントラルドグマ
　可及的に歯肉を残し，骨には手を加えず，フラップ断端は元の歯肉頂あたりに位置づける

図 2-47　切開＆剝離のイメージ

▼ 切開の位置
▼ 切開の深さ
▼ 切開の方向
▼ 歯肉歯槽粘膜境

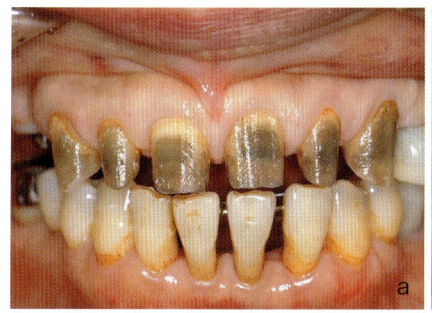

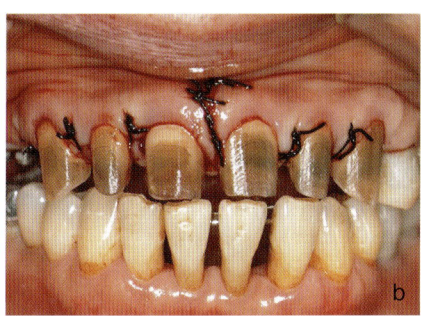

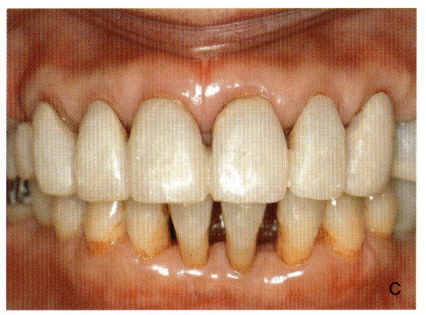

図 2-46a〜c　組織付着療法（Modified Widman flap）
　長い接合上皮による治癒で底上げされるためポケットは浅くなり，歯肉が下がらないために審美的にも優れる．付着の喪失リスクのコントロールがメインテナンスの課題となる．a は術前，b は術直後，c は術後 4 カ月の状態

2）切開＆剝離

　切開の位置；歯肉をできるだけ保存するため，傍辺縁切開あるいは辺縁切開を採用する．舌側は審美障害リスクが低いので若干歯肉退縮を期待して歯頸部からやや離して切開することが多い（図 2-47）．

　切開の方向；頬舌側ともに全層弁（Full thickness flap）である．歯肉の位置を変えないようにしようと考えるとフラップを歯根面上に戻すことになるが，歯根面は血流がないため，そこに血流の悪い部分層弁を戻すとフラップが壊死する可能性が高いからだ．また切除療法の際に行う舌側の中抜きは歯肉が下がる原因となるので極力避けるべきである（図 2-47）．

　切開の深さ；頬舌側ともにローテーションさせて元の位置に戻す予定であるため，頬側の切開では歯肉歯槽粘膜境を越えない範囲で剝離しなければならない．歯肉歯槽粘膜境を越えるとフラップの位置が変わりやすくなってしまう（ただしわざと歯冠側に引っ張りあげたい場合は別）（図 2-47）．

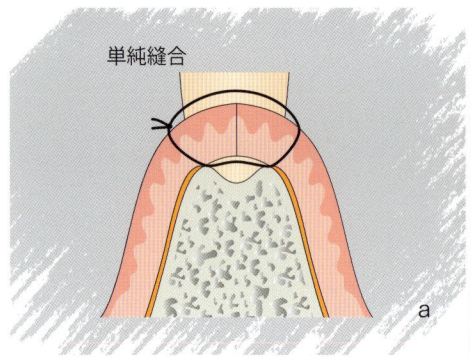

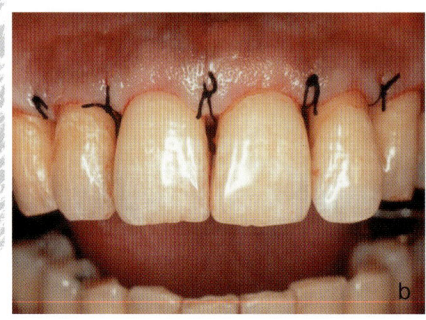

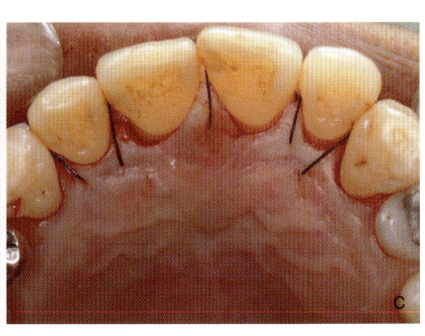

4 ペリオリテラシーを上げるための　ポケット療法のテクニック（外科療法）

図2-48a〜c　縫合
骨の陥凹部にフラップを押し付けると軟組織が落ち込んでしまうので，垂直マットレス縫合は使わず単純縫合で断端を緊密に合わせる．aはイメージ断面図，bは実際の術直後の正面観，cはその舌側面観

3）縫合

頬舌側ともに単純縫合（Simple suture）である．マットレス縫合を用いるとフラップの押さえが強いため歯肉が下がってしまう可能性がある（図2-48a〜c）．

組織付着療法では歯根面を確実にデブライドメントすることでLJEによる治癒を促し，できるだけ外観を変えないテクニックを使う．これによりポケット再発リスクは残るものの，審美障害のような歯肉退縮に伴う問題を回避することができる．

● 再生療法におけるテクニック

1）組織再生を起こすためのセントラルドグマ

> 骨欠損部が再生するように処理し，フラップは元の位置に戻す

欠損部が血餅や再生材料で満たされ，外見上は元の状態に戻っているようなゴールイメージである．これも付着の獲得を狙った術式であるが，組織付着療法が上皮性付着を狙ったのに対して再生療法では骨の再生を伴う結合組織性付着を狙っているのが違いである（図2-49）．つまりできるだけ歯周病で破壊される前の状態に戻すようにタイムマシンに乗り込むようなものだ（図2-50a〜f）．

2）切開＆剥離

切開の位置；歯の周囲の切開は歯肉溝内切開（Intrasulcular incision）であり，少しでも組織を保存しようという意気込みが感じられる（図2-51）．骨欠損部の上を切開線が通過しないようにするためにさまざまなデザインが考案されている（図2-52a, b）．

切開の方向；歯肉溝内切開なので歯根面に沿って切開を進める（図2-51）．

切開の深さ；歯肉歯槽粘膜境を越える位置まで十分切開する．特に膜を用いるGTR法（Guided Tissue Regeneration）では十分な剥離と確実な膜の埋入をしなければならないので必須（図2-51）．ただし，エムドゲイン®を用いるEGR法（EMD Guided Regeneration）では，最小限の剥離にとどめるMinimally invasive flapの術式も提案されて

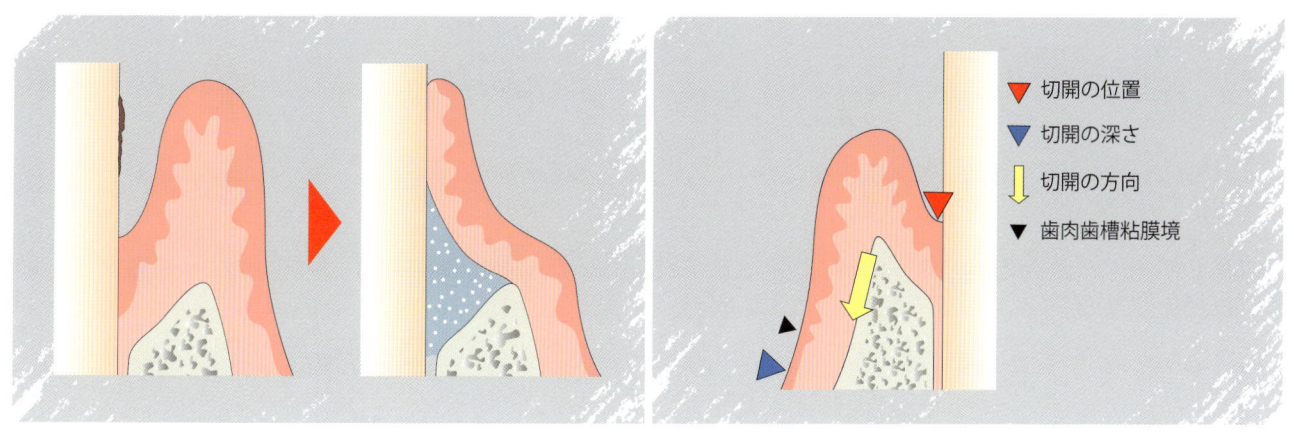

図 2-49 再生療法のセントラルドグマ
残存する組織は可及的に保存し，失った組織を再生させるのが目的である

図 2-51 切開＆剝離のイメージ
EMD を用いて最小限の剝離にする場合（Minimally invasive flap）では歯肉歯槽粘膜境を越えない範囲にとどめることがある

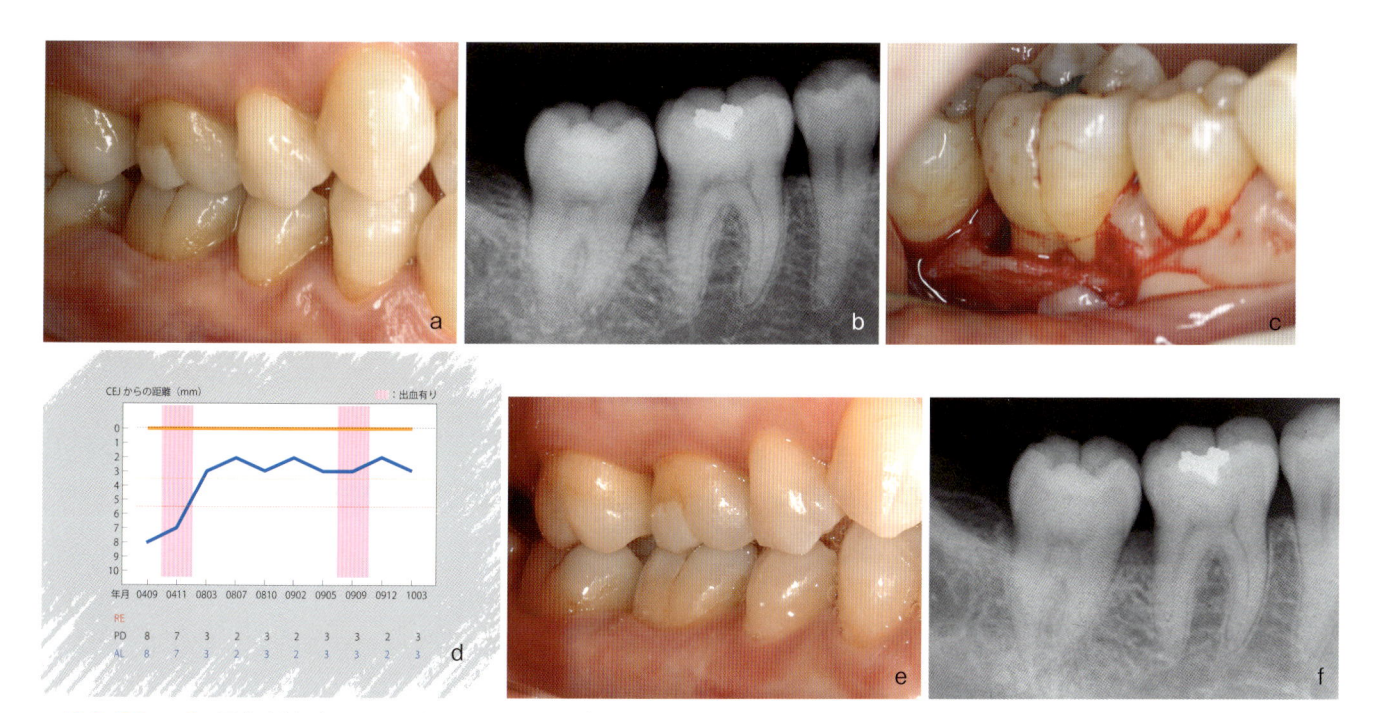

図 2-50a〜f 再生療法（EMD Guided Regeneration）
C 領域のデブライドメントに主眼を置いた組織付着療法に対して，再生療法では R 領域に積極的にアプローチして，組織再生を促す．a, b は右下臼歯部の術前頬側面観とデンタル X 線写真．c は術中の頬側面観．d は 6 遠心頬側の歯肉頂（赤線）と付着の位置（青線）の経時的変化．e, f は右下臼歯部の術後 2 年の頬側面観とデンタル X 線写真

いる．

3）縫合

縫合は切除療法や組織付着療法と発想を転換しなければならない．つまりどう閉じるか，どう位置づけるかということに加え，再生療法ではいかに切開線での裂開を防ぎ，再生材料の露出や感染の機会を減らすかが大切になるからである．そのためには切開線

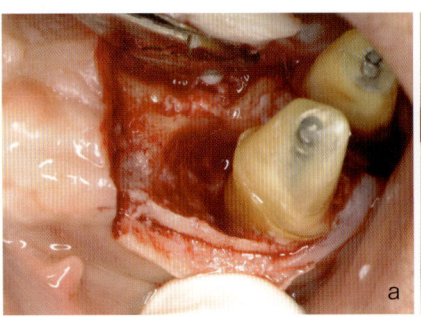

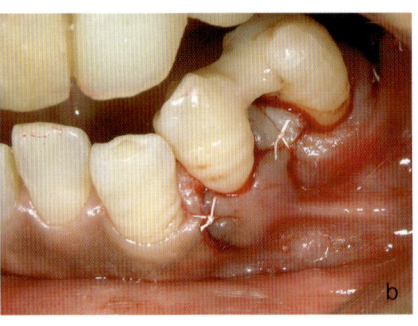

4 ペリオリテラシーを上げるための ポケット療法のテクニック（外科療法）

図2-52a, b 骨欠損を避けた切開
　骨欠損の上に切開線が来ないデザインを考える．aは 3| 近心の骨欠損を避けて切開している．bでは |5 近心の骨欠損を避けて切開している（Modified papilla preservation technique）

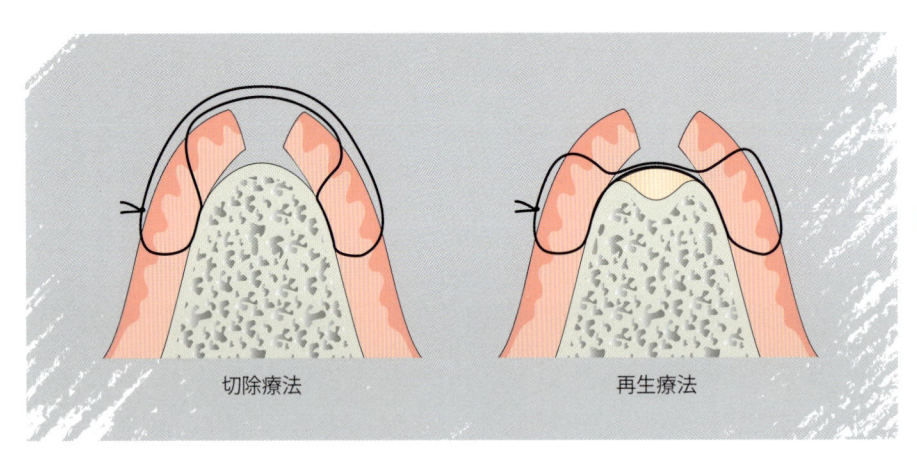

図2-53 垂直マットレス縫合
　切除療法ではフラップをしっかり押さえ込むために平行して走る糸はフラップの外を通るが（左図），再生療法ではフラップ断端の張力を解放するためフラップ基部を引っ張り寄せる．そのため平行して走る糸はフラップの内を通る（右図）

　の部分に張力がかからないようにしなければならない．つまりHolding sutureという概念が必要になる．
　Holding sutureとしてよく使われるのがマットレス縫合（Mattress suture）である．切除療法と一緒じゃないかと思われるかもしれないがまったく違う．図2-53を見ていただきたい．刺入点が一緒であっても糸の通り方が異なる．切除療法では押さえを利かせたいので糸はフラップの外側を通るが，再生療法ではフラップを押さえるのではなくフラップ基部を引き寄せたいので糸はフラップの内側を通っている．刺入点のレイアウトは角化歯肉の量や骨欠損の位置などによって垂直マットレスのようにしたり，水平マットレスのようにしたり，また欠損の上を糸が通らないようにオフセット（Offset）したりと臨機応変に対応することになる．

　組織付着療法では超能力者が根面デブライドメントだけをしていた．再生療法では超能力者が骨欠損部や歯根面に対して再生処置も行い，でも何もなかったかのようにもとの位置に歯肉が戻っているという仕事をしたかのような外観で治る．オペのテクニック上達よりも超能力者になりたい気分である．

コラム ～ 俺の話を聞け

　ある女性患者さんに治療の説明をしていたときのこと．左下6番の抜歯後の補綴処置について，レントゲン写真を指示しながら話をしていた．話を半分もしていないときにその患者さん（Aさん）はまったく別の話をしてきた．しかも，私が話している最中に言葉を"かぶせて"きたのである．少したじろいだが，患者さんはそちらのほうに今は興味があるんだろうと思い，しばらく患者さんの話に"乗った"．ある程度その話に"オチ"がつきそうになったので，元の補綴処置の話に戻そうとしたところ，また途中で別の話を"かぶせて"こられた．こんなことが3回ほど続いてくると，イラチ（短気の関西弁）な私はだんだんイライラとしてくる．『Aさんは人の話を聞こうとしない』と．

　ここでまた軌道修正を試みようとしたその瞬間，私の脳裏にある言葉がよぎった．いや誰かがささやいた．『自分の話したいことを無理やり話そうとするんだったら，相手と同じじゃないの？』その途端，私はなんと…笑い出してしまった！患者さんにしてみれば，自分のいいたいことをしゃべっていると相手が突然笑い出したわけで，奇妙に思われたのだろう．真顔で私に『どうして笑うんですか？』と尋ねられた．

私は適当に取り繕った．私の頭の中ではある唄がグルグルと何度もリピートしていた．クレイジーケンバンドのタイガー＆ドラゴン．『俺の話を聞け～．5分だけでもい～い．』ちなみに横山剣と私は同い年である（まったく意味のない情報）．

　傾聴が大切ということがわかっているつもりだが，限られた時間でどうしても伝えないといけないことがあると焦ってしまうこともある．お互いが"私の話を聞け"という想いをぶつけ合うと受け手のない言葉が空中をさまよいだす．コミュニケーションの成立というのは，言葉が相手に確かに届いているということなのだから，まるっきり"ダメニケーション"ということになる．

　結果的に私が折れる形で患者さんの話を聴く側に回ったのだが，その次にAさんがお見えになったときに微妙な変化を感じた．"私の話を聞け"という前のめり感が若干薄らいでいたのである．理由はわからない．もしかしたらAさんのガス抜きができたのかもしれない．そのあとじっくり私の話を聞いてもらった．ときどき変な方向に誘導されてしまうが…．

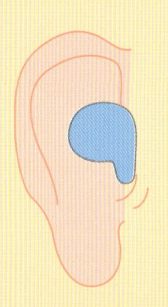

聞かザル…

5 ペリオリテラシーを上げるための
ポケットのエビデンス

● はじめに

どうして深いポケットが嫌われるのであろうか？　本当に深いポケットがあるとさらに悪くなりやすいのだろうか？　ポケット療法の根本に戻って検証してみたい．この検証なくしてメスを握ってはいけない．

● はじめにの次に

この原稿執筆時（2010年12月31日大晦日！）で，PubMedを使ってPeriodontal pocketを検索するとヒットする論文数は6,588編である．研究内容もバラバラだし，エビデンスレベルもさまざまではあるが，ポケットに関する膨大なる情報が公開されていることになる．情報量が増えるにつれ，どの情報を取り入れ，どの情報を棄却するかが大きな問題となってくる．メディアリテラシーの質の担保は避けて通れない時代だ．

本書のエビデンスで扱う情報はあくまで山本浩正という"バイアス"を通して選択されたものであり，我田引水的，恣意的結論が含まれている可能性がある．一つの意見には必ず反対意見が存在するし，かといってどの意見にも"いい顔"をしようとする八方美人的解説はかえって読者の皆さんがストレスを感じるだけであることを重々理解している．そこで私と読者の皆さんの"腑に落ちる"内容を心がけて解説していくことをご理解いただきたい．

● 深いポケットは細菌だらけ

嫌われ者"ポケット"のベールを一枚ずつ剥がしていきたい．まずはバイオロジーのところでも解説した細菌学的な視点から確認してみよう．ポケットというのは歯根面という壁の周りにできた歯肉の溝あるいは窪みである．唾液で潤っていればおそらく連鎖球菌のような口腔内常在菌が住み着いているかもしれないが，ここには歯肉溝浸出液（以下GCF）が湧き出している．

深いポケットになるとGCF中のタンパク質濃度は血清と同じくらい高く（図2-54）[1]，タンパク質を餌とするような細菌が増えてくる．ポケットの深い部位では酸素濃度が低く，好気性や通性嫌気性の活動で酸素が消費されるとさらに酸素濃度が下がり，偏性嫌気性菌が増殖する下地となる（図2-55）．炎症に伴う出血でヘミンなどが増えると，それを要求するような細菌も増えてくる（図2-56）[2]．これらすべて歯周病菌

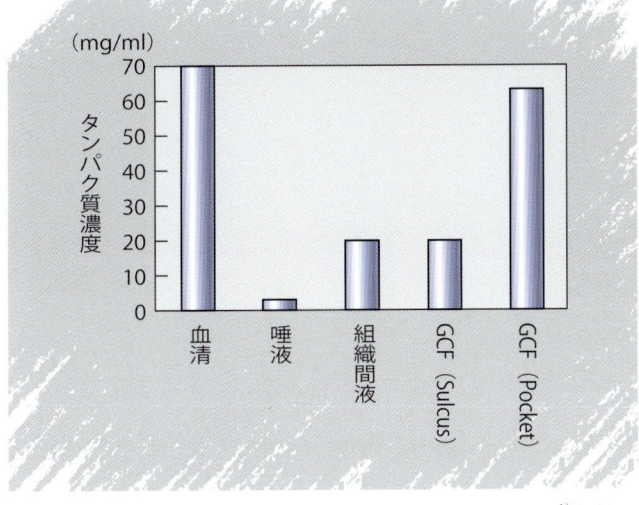

図 2-54 各種体液のタンパク質濃度（Griffiths, 2003[1]）を基に作成）
　GCF は健康歯肉溝では組織間液と同程度の低いタンパク質濃度であるが，深いポケットになると血清のタンパク質濃度に近いレベルまで上昇する．つまり炎症が強くなると GCF 中のタンパク質濃度が上がるわけである

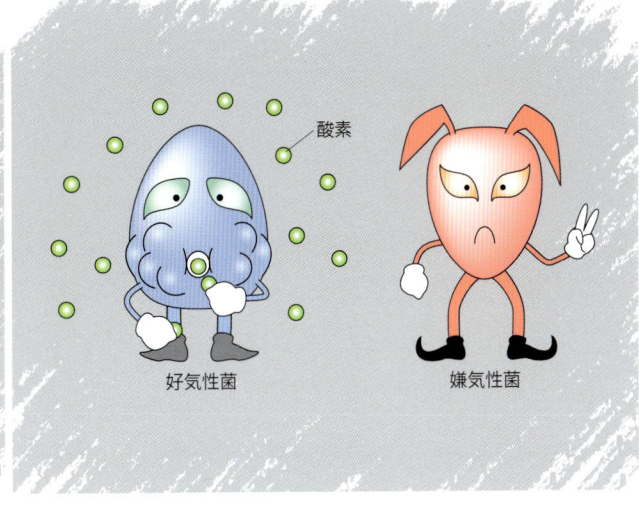

図 2-55 好気性菌と嫌気性菌の関係
　好気性菌が酸素を消費することにより，嫌気性菌が元気になる

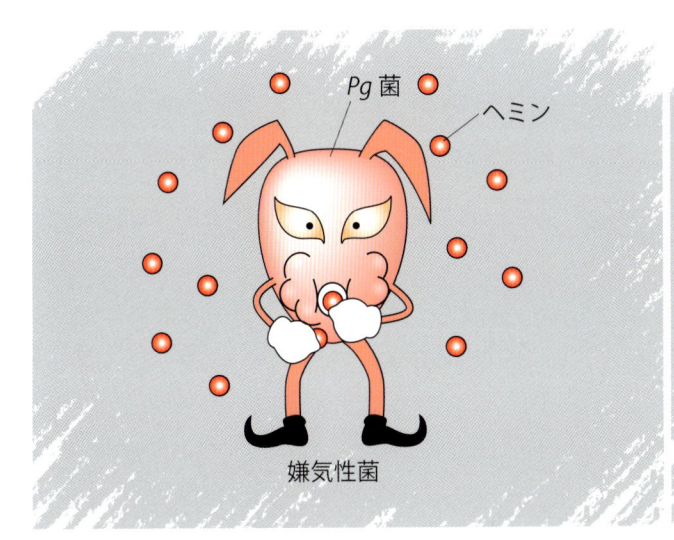

図 2-56 吸血鬼 *Pg* 菌？
　Pg 菌は出血に伴って供給されるヘミンが餌になる

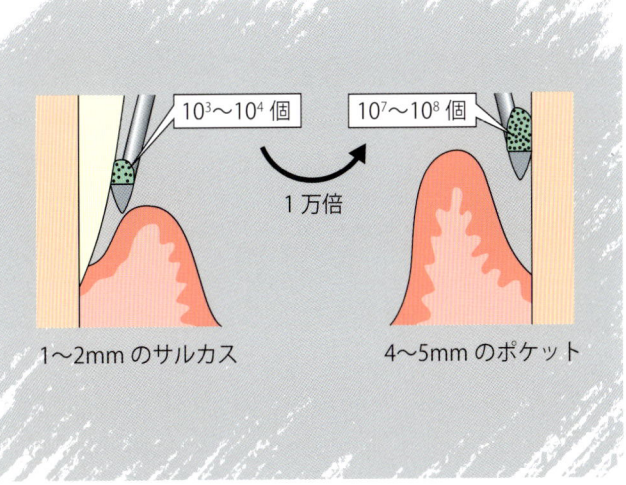

図 2-57 細菌量の比較
　Morse00 というシックルスケーラーで 1 回だけ掻き上げた場合，1～2 mm の健康歯肉溝では 10^3～10^4 個，4～5 mm のポケットでは 10^7～10^8 個の細菌が採取された．プロービング値が倍になれば細菌量が倍になるのではなく何万倍にもなることになる[3]

の増殖につながる話である．
　そもそもポケット内には細菌が多いのだろうか？　たとえばシックルスケーラーで 1 回だけ掻き上げたときにどれくらいの数の細菌が取れてくるかという報告がある[3]（**図 2-57**）．1～2 mm の健康歯肉溝では 10^3～10^4 個の細菌が採取できたが，4～5 mm の深いポケットになるとその数はなんと 10^7～10^8 個に跳ね上がる．これは実に 1 万倍の差で

5 ペリオリテラシーを上げるための　ポケットのエビデンス

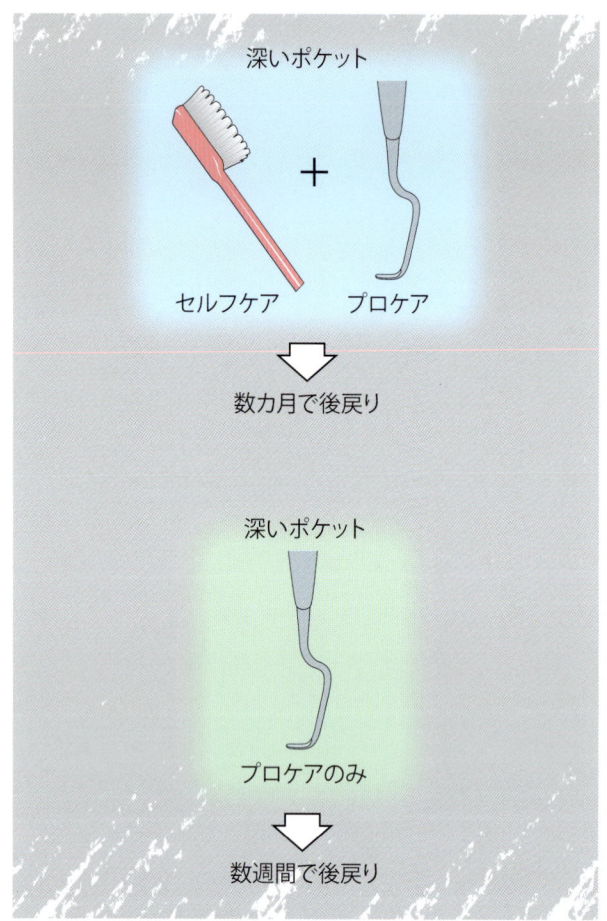

図 2-58　細菌の後戻り
SRP後の患者さんのプラークコントロールが良ければ数カ月，悪ければ数週間で深いポケット内の細菌は後戻りすると考えられている

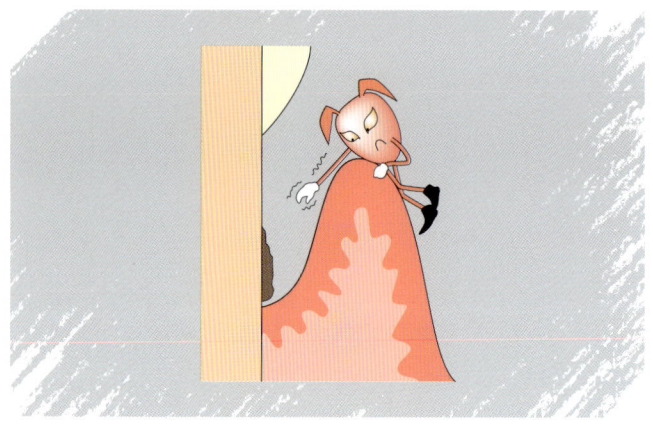

図 2-59　深いと取れない
ポケットが深くなればなるほど歯石の取り残しが増えていく[5,6]

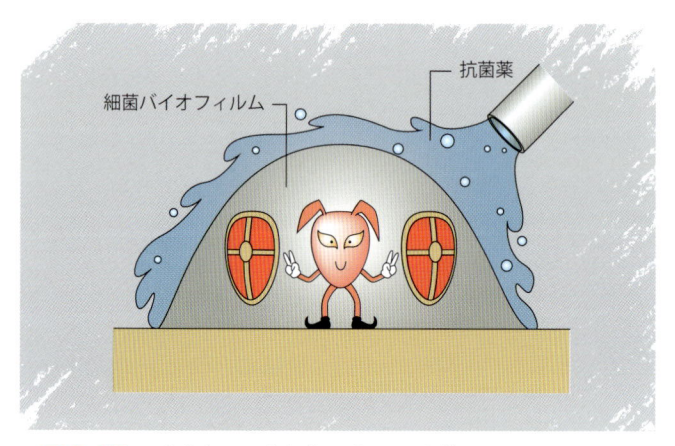

図 2-60　バイオフィルムというシールド
バイオフィルムを形成していると宿主の防御機構や抗菌薬の効果が及びにくい

ある．つまりプロービング値が倍になると細菌量が倍になるような生やさしい状況ではないのである．これらを総合するとポケットが深くなるにつれて細菌数が劇的に増えており，しかも歯周病菌の割合が増えているということになる．

● 深いポケット内の細菌はアンコントローラブル

たとえたくさんの細菌が住み着き，しかも歯周病菌のようなたちの悪い細菌がウヨウヨしていても，それを臨床的にコントロールできるのであれば問題はないだろう．しかし実際はなかなか困難である．たとえば根面デブライドメントをしてポケット内の細菌を減らしてもポケットが深いままであれば必ず後戻りする．

どれくらいで後戻りするかというのは報告によってまちまちである．7日間で後戻りした最短報告もあれば，175日間追跡したけれども1/3までしか後戻りしなかったという途中あきらめ報告もあるが，だいたい深いポケットであれば2, 3カ月で後戻りするという報告が多い[4]（図2-58）．ただしこれはプラークコントロールが良い場合であっ

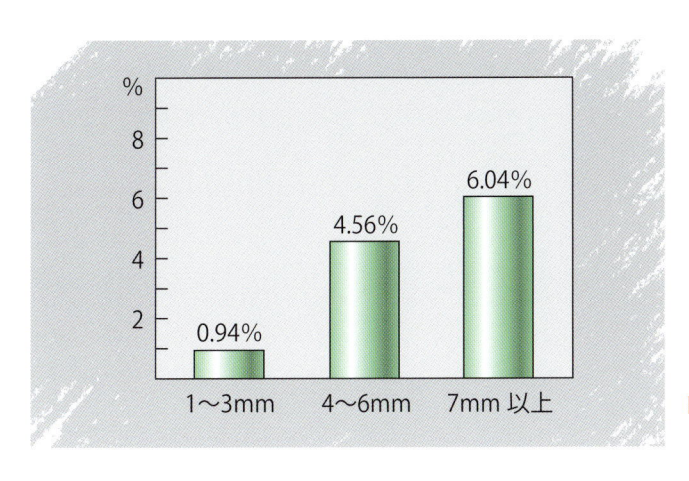

図2-61　1年間で3mm以上の付着の喪失が起こる可能性[8]

て，プラークコントロールが悪いともっと早く後戻りしてしまう．

　歯肉縁下歯石は細菌やその産生物の温床となるため，根面デブライドメントの第一のターゲットになる．そしてその第一ターゲットである歯石が，深いポケットほど除去できなくなるという報告はいくつかある[5,6]（図2-59）．早い話，深いと歯石が確実に取れないのである．これも臨床上重要なことである．

　深いポケット内の細菌をうまく機械的にコントロールできないのであれば，薬を使うのはどうだろう？　残念ながら細菌バイオフィルムというバリアが張り巡らされているためにそのシールドを破らなければ抗菌薬はうまく効いてくれない（図2-60）．つまり根面デブライドメントで細菌バイオフィルムを破壊し，なおかつ細菌数を減らしておかなければ抗菌薬の効果が低いということだ．見方を変えると根面デブライドメントがうまくできないようなところには抗菌薬も効きにくいということになり，やはり深いポケットは大変手ごわいということになる．

● 深いポケットは悪化しやすい？

　これは非常に重要なテーマである．もし悪化しにくいのであれば苦労して治療をする必要がないのだから，歯周治療の存在意義にかかわる大問題である．疫学データを基に考察してみたい．

　まず図2-61を見てもらいたい[8]．1年間で3mm以上の付着の喪失を起こす可能性をプロービング値別に調べてみると，4mm未満であれば0.94%，4〜6mmであれば4.56%，6mmを越えると6.04%となっている．つまり深くなればなるほど悪くなりやすいわけだ．これで話を終了させるわけにはいかない．なぜなら6mmを越えるような深いポケットでもたった6.04%なのだ．どうしてこんなに低い値なのだろう？　残りの93.96%は悪くならなかったのだから，深いポケットでも悪くなりにくいという結論にしてもよさそうである．

　深いポケットであれば付着の喪失が起こるという確率を陽性的中率（Positive predictive value）といい，浅い健康歯肉溝であれば付着の喪失が起こらない確率を陰性的中率（Negative predictive value）という（図2-62）．この論文でそれを計算すると深いポケットを4〜6mmのプロービング値（PD値）に設定すれば陽性的中率は3%で，陰

5 ペリオリテラシーを上げるための ポケットのエビデンス

	疾病あり	疾病なし
検査で陽性	a	b
検査で陰性	c	d

$$陽性的中率 = \frac{a}{a+b}$$
$$陰性的中率 = \frac{d}{c+d}$$

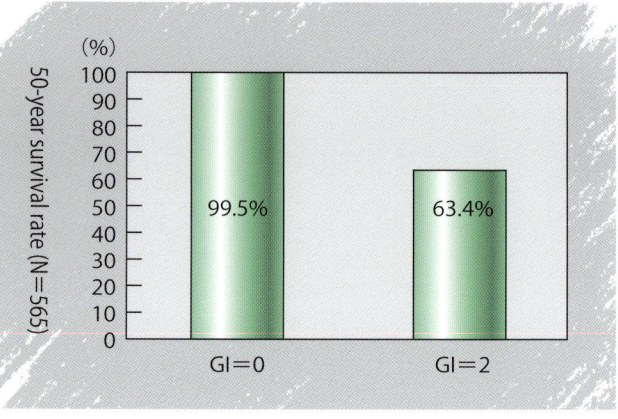

図 2-62 陽性的中率と陰性的中率 ①
　歯周組織検査では疾病の「あり」「なし」は付着の喪失が「あったか」「なかったか」で判断する．判断基準は研究によってまちまちであるが，2 mm 前後を採用することが多い

図 2-64 歯肉炎と歯の残存の関係
　短い期間では影響がないが，歯肉の炎症が数十年にわたって継続していると残存歯の数が有意に少なくなる[13]

（50-year survival rate (N=565)）
- GI=0 : 99.5%
- GI=2 : 63.4%

	期間（年）	検査人数（検査部位数）	付着喪失の判定基準（mm）	陽性的中率（%）	陰性的中率（%）
歯肉縁上プラーク[7]	2	75（9,275 カ所）	2	17	86
歯肉の発赤[8]	1	22（3,414 カ所）	2.5	2	98
プロービング値[8]	1	22（3,414 カ所）	2.5	3	98
BoP[9]	2.5	41（3,807 カ所）	2	6*	98*
排膿[10]	2	49（1,960 カ所）	1.5	17	98
歯槽硬線[11]	3	51（1,801 カ所）	2	3	98

*6 回の検査で 5 あるいは 6 回出血した場合

図 2-63 陽性的中率と陰性的中率 ②
　歯周組織の各種検査の陽性的中率と陰性的中率．陽性的中率は低く，陰性的中率は高い傾向がある

性的中率は 98% である．
　つまりポケットが深い部位を指差してそこが悪くなると宣言して当たる確率は 3% で，浅い部位を指差してそこは悪くならないと宣言して当たる確率が 98% ということだ．この傾向はたまたまこの論文だけに当てはまるわけではない．ほとんどすべての歯周組織検査の陽性的中率は低く，陰性的中率は高いのである[7〜11]（図 2-63）．これは付着の喪失というイベントの発生率が低い，つまりそんなに頻繁に悪くなるわけではないからである．
　このままでは深いポケットでも問題はないという結論で終わってしまいそうである．実はこの手の論文は短期間のものが多い．1〜4 年程度である．もっと長期に見ていくと徐々に陽性的中率が上昇していく．実際，Lang らが発表した歯肉の炎症と歯の残存の関係を調べた論文[13]では，15 年程度では大きな差はなかったが，50 年後には GI スコア

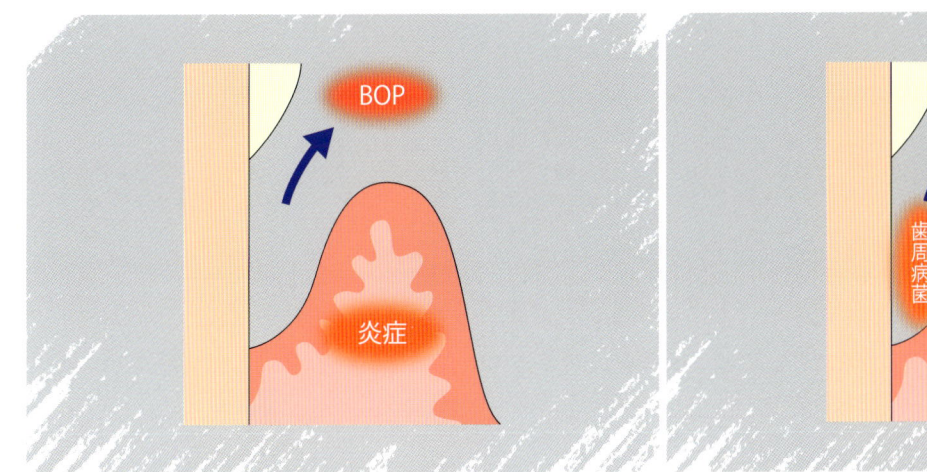

図2-65　BOPの組織学的意味
　　　　BOP（＋）の歯周組織には炎症が認められることが多い[4]

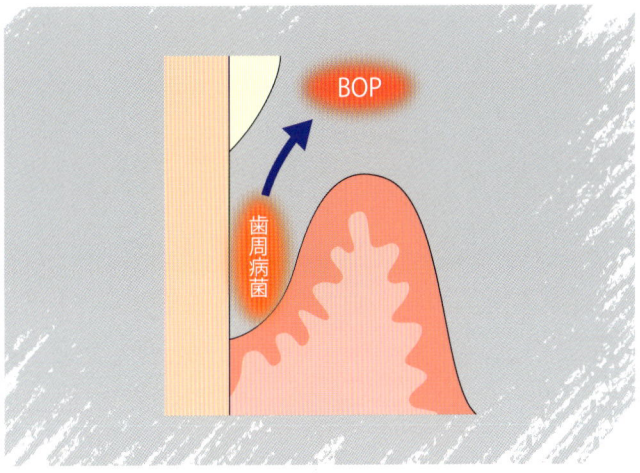

図2-66　BOPの細菌学的意味
　　　　BOP（＋）のポケット内には歯周病菌がいる可能性が高い[4]

が0のグループの歯の残存率が99.5％であるのに対して，GIスコアが2のグループでは63.4％と激減している（図2-64）．

これらの報告から私なりにまとめてみると

■陽性的中率が低いので，深いからと言って必ずしも悪くなるとはかぎらない
■陰性的中率が高いので，浅いところは悪くなりにくい
■治療により浅くすることは悪くなりにくくなるのだから有効である
■長期的には陽性的中率は上がっていく

以上，深いポケットがどうして良くないのかということについてまとめてみた．ついでにプロービング時の出血（Bleeding on probing, BOP）についても見ておこう．

● 出血するとどうして良くないの？

プロービングをしたときに出血するかどうかという情報は日常臨床でも大活躍している．個々の部位で考えることもあるし，BOP率（出血率）として全体像を見るときにも重宝する．そこでこのBOPがエビデンスとしてどの程度のインパクトがあるのかを考えてみよう．

BOP（＋）の部位の歯周組織を組織学的に見てみると結合組織中に炎症性細胞浸潤が認められる（図2-65）．つまり出血のあるようなところの歯周組織は炎症を起こしているということである．あるいは炎症が起こっているような脆弱な歯周組織であるから，上皮を突き破ってプローブが結合組織中まで侵入してしまうというのが本当のところかもしれない．

BOP（＋）であるような歯肉溝内には歯周病菌が繁殖している可能性が高い（図2-66）．これも歯周病菌により炎症が起こっているような歯周組織だからプローブが上皮を突き破ると考えられる．

これらのことから，サルカス（健康歯肉溝）なのか，ポケット（病的歯肉溝）なのか

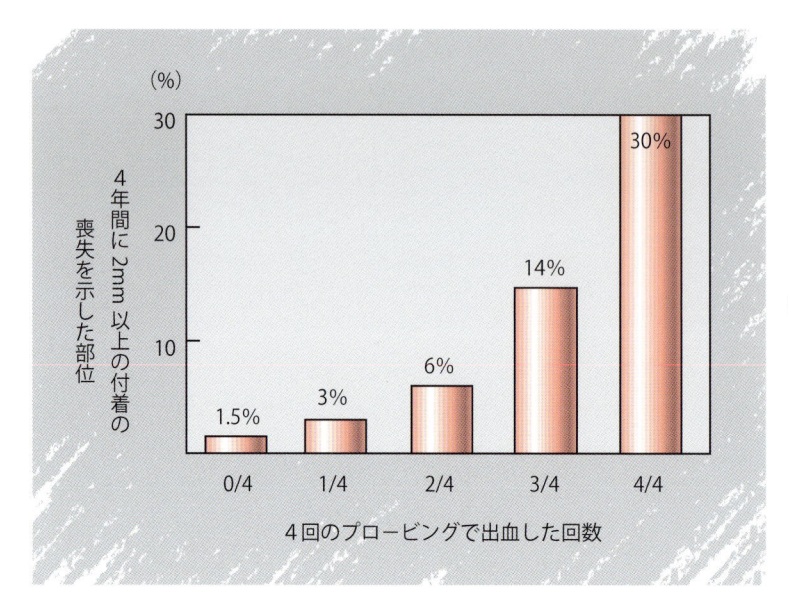

5 ペリオリテラシーを上げるための ポケットのエビデンス

図2-67 BOPの頻度と付着の喪失リスク
間隔を開けた4回のプロービングで，1度も出血しなかった部位が悪くなる可能性は1.5%だが，4回とも出血した部位が悪くなる可能性は30%と20倍にも膨れ上がる[12]

を判断する指標にBOPが採用されることが多いわけである．ではBOP（＋）であれば悪化しやすいのであろうか？

● BOPと付着の喪失との関係

もう予測はついていることと思うが，BOPも他の歯周組織検査と同様，陽性的中率が低く，陰性的中率が高い[9]（図2-63）．ただし，BOPの場合，出血の頻度が高いほど陽性的中率が上がっていく．つまりたまたま1回だけ出血するよりも，毎回出血するほうが悪くなる確率が高いわけである[12]（図2-67）．ただし，図2-67では4回すべて出血した場合，陽性的中率が30%と高率になっているが，4年の間に付着の喪失を起こしたのは7,704カ所中たったの66カ所，つまり0.86%だけである[12]．これでは数カ所の変動で大きく数値が変わってしまう．実際，その4年後に同じ著者が発表したBOPに関する研究結果では，6回中，5回あるいは6回出血した場合の陽性的中率は6%である[9]．陰性的中率は98%なので，頻回の出血はリスクが高いとは言えるだろうが，出血しないとリスクが低いという言い方のほうが正しい表現だろう．

BOP率に関しては「BOP30%以上の患者さんは20%以下の患者さんよりも部位数で3.3倍多く付着の喪失を起こした」というJossらの論文[14]や，「BOP30%以上の患者さんは30%未満の患者さんよりもメインテナンス中に歯を失うリスクは2.2倍」というMatulieneらの報告[15]を見ると一つの努力目標として使えそうである．このようなデータはあくまで患者さんの努力を褒め称えるときに使うのであって，状態の悪いときに患者さんを凹ますために使うものではないと思う．

● その他の歯周組織検査について

もう一度図2-63を見てもらいたい．発赤の陽性的中率が2%で陰性的中率が98%[8]，排膿の陽性的中率が17%で陰性的中率が98%[10]，プラーク残存の陽性的中率が17%で陰性的中率が86%[7]となっている．どれも陽性的中率は低く，陰性的中率は高い．これ

だと検査で陽性となってもインパクトが弱いが，実際の臨床ではいろいろな検査を組み合わせて行っていることも留意すべきである．「プラークが残っていて発赤を認める歯肉のところをプロービングしてみたら深くて出血していた」ということになれば陽性的中率は上がっていくはずである．つまり単独検査では当たらないかもしれないが，複数検査で陽性と出れば当たる確率が上がるのである．

　検査で陽性と出ても悪くならない可能性が高いからと言って，放置するのは妥当ではないだろう．治療によって陰性化できればもっと悪くなる可能性が下がるからである．ただこういうところに患者さん自身の価値観がかかわってくることが多い．検査陽性であっても患者さんの主観的健康の範囲であれば，患者さんは治療を拒否されるかもしれない．逆に検査陰性であっても気になるからと言って，つまり主観的健康から離れているということで治療を希望される患者さんもおられる．

　エビデンスやバイオロジーを越えた，人と人とのかかわりのなかから生まれる治療というのは決して次元の低いものではない．そこに良質のコミュニケーションが存在するかぎり，たとえHopelessの歯を保存しても"意味"があるし，不幸にも抜歯にいたったとしてもその"意味"から築き上げた関係には永続性が生まれるものである．

文　　献

1) Griffiths GS. Formation, collection and significance of gingival crevice fluid. *Periodontol 2000*. 2003；**31**：32-42.
2) Lewis P. Metal uptake in host-pathogen interactions：role of iron in Porphyromonas gingivalis interactions with host organisms. *Periodontol 2000*. 2010；**52**（1）：94-116.
3) Moore WE, Moore LV. The bacteria of periodontal diseases. *Periodontol 2000*. 1994；**5**：66-77.
4) Greenstein G. Periodontal response to mechanical non-surgical therapy：a review. *J Periodontol*. 1992；**63**（2）：118-130.
5) Waerhaug J. Healing of the dento-epitheiial junction following subgingival plaque control. II. As observed on extracted teeth. *J Periodontol*. 1978；**49**（3）：119-134.
6) Stambaugh RV, et al. The limits of subgingival scaling. *Int J Periodont Rest Dent*. 1981；**1**（5）：30-41.
7) Kaldahl WB, et al. Relationship of gingival bleeding, gingival suppuration, and supragingival plaque to attachment loss. *J Periodontol*. 1990；**61**（6）：347-351.
8) Haffajee AD, et al. Clinical parameters as predictors of desutructive periodontal disease activity. *J Clin Periodontol*. 1983；**10**（3）：257-265.
9) Lang NP, et al. Absence of bleeding on probing. An indicator of periodontal stability. *J Clin Periodontol*. 1990；**17**：714-721.
10) Badersten A, et al. Effect of non-surgical periodontal therapy. VII. Bleeding, suppuration and probing depth in sites with probing attachment loss. *J Clin Periodontol*. 1985；**12**（6）：432-440.
11) Rams TE, et al. Utility fo radiographic crestal lamina dura for predicting periodontitis disease-activity. *J Clin Periodontol*. 1994；**21**（9）：571-576.
12) Lang NP, et al. Bleeding on probing, A predictor for the progression of periodontal disease? *J Clin Periodontol*. 1986；**13**（6）：590-596.
13) Lang NP, et al. Gingivitis as a risk factor in periodontal disease. *J Clin Periodontol*. 2009；**36**（Suppl 10）：3-8.
14) Joss A, et al. Bleeding on probing. A parameter for monitoring periodontal conditions in clinical practice. *J Clin Periodontol*. 1994；**21**（6）：402-408.
15) Matuliene G, et al. Influence of residual pockets on progression of periodontitis and tooth loss：results after 11 years of maintenance. *J Clin Periodontol*. 2008；**35**（8）：685-695.

コラム 〜 われわれは未来に支配されている？

　たま〜〜にレースに出る．レースといってもボートレースでも，カーレースでもない．マラソンレースである．フルマラソン出場は1回で，ハーフマラソンは4回，ショートトライアスロンは3回，あとはもっと短い距離のレースばかりである．なので"たま〜〜に"なのである．2年前に久しぶりにハーフに挑戦した．30代のときに2回，40代のときに1回走ったので，50代ではどれくらいのタイムで走れるのか試してみようと思ったのがきっかけである．30代と40代ではタイムが10分落ちた．私はその落ちた分を50代で取り戻す覚悟で臨んだのだが，結果は40代とほぼ同じタイムだった．正確には30秒ほど早かったが…（往生際が悪い？）．

　私はスーパーランナーではないので，しょっちゅうレースに出ているヒトの気持はまったく理解できない．いや気持ちだけでなく，身体もついていけない．10キロ程度の距離であれば大抵いつでも走れるが（現在ぎっくり腰中なので不可），ハーフやフルとなると話が違ってくる．どうしてヒトはあんな長い距離を"伝書を届ける必要もないのに"走ることができるのであろう？

　それはおそらくヒトは"走った後の自分"を想像できるからだと思う．走り終わった自分がゴールで待っていてくれるから走れるのである．今，走っている自分に対して，走り終わった自分が保証人となってくれるから走れるのである．完走率の高いランナーは，きっと走り終わった自分にかなりのリアリティーを感じることができるのだろう．完走した喜びは走り終わった自分と握手した喜びであり，走る前から会いたいとずっと思っていた自分に会えた喜びである．

　われわれが何かをやり遂げようと何らかのタスクを立ち上げるとき，常にこのような近未来の自分との握手を想定している．やり遂げた後の自分にリアリティーを感じない人ほど，その仕事を途中で投げ出したり，あるいはとてつもなく長い時間を必要とするものだ．私の"特技"の一つに連載の執筆スピードが速いというのがある（自慢じゃなくて特技です）．歯科雑誌に掲載する原稿を書く場合，1年分の原稿は1週間以内に書き上げる（ねっ，速いでしょ？）．だいたい1日に二編ペース．編集担当者にその理由をよく尋ねられる．いい加減だから，迷わないから，イラチだから…．いや，やっぱり"書き終えた自分に相当リアリティーを感じているから"が最も近い理由のように思う．つまり，原稿を書こうとPCに向かったときには"ほとんど終わっている"のである．だって私の横には書き終えた自分がもういてるんだから．

　原稿を推敲するときに，悩みながらどんどん手を加えていくやり方は"山本流"ではない．文法や言葉の誤り程度は良いとしても，いったん書き上げた原稿はほとんどいじらない．書き上げた自分と握手して喜んだくせに，実は『あの原稿は良くなかった』なんて，握手した自分に対して失礼な気がする．なので，もし原稿を読み直して気に入らない場合は，最初から新たに書き直す．新たに近未来の自分を設定するということである．

　歯科治療という作業も無意識下で，やり終えた自分を保証人として二人がかりで取り組んでいる．イメージトレーニングなんてしなくて

も，ヒトは無意識に未来を想定内に組み込んでいる．過去の経験を基にやってると思っている仕事でも，無意識にわれわれは未来を勘定に入れている．これがあるからこそ，人間はオーバーアチーブメントを繰り返すことができるし，高度な文明を築くことができた．ネガティブ志向と思って悩んでいる人でも案外未来志向なのである．ちなみに読書中に"読み終えた自分が寄り添ってくれない"場合，私はさっさと読むのを諦めます．そういう本って人に勧められた本や，新聞などで推薦書籍になっている本が多いんですよね．ふらっと立ち寄った本屋で"目が合った"本は，ほとんど最後まで読み終えます．目が合った人ってもしかして，読み終えた自分なのかな～．

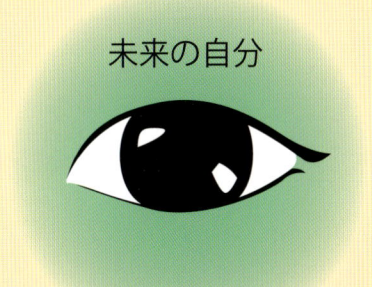

未来の自分

6 ペリオリテラシーを上げるための
ポケットをめぐるコミュニケーション

● はじめに

　バイオロジーを理解し，エビデンスで武装して，テクニックを駆使しても患者さんの理解が得られず来院してもらえなければ意味がない．また治療は受けてもメインテナンスにお見えにならなければ意味がない．治療やメインテナンスを受けられるのは患者さんであって，あくまで歯周治療の主役は患者さんであるという認識を失ってはならない．ここではポケットのペリオリテラシーの仕上げとしてコミュニケーションについて考えてみたい．

● 来院動機とコミュニケーション

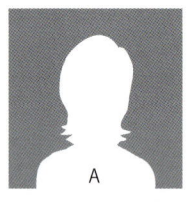

A　口腔内にはまったく不自由を感じたことのないAさん．人間ドックを受けたことをきっかけに何年ぶりかで歯科の定期健診を受けてみようと思い立った．検査を受けてみると齲蝕は見つからなかったものの歯石の沈着と深いポケットが数カ所見つかり，歯周治療を勧められた

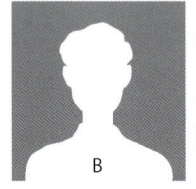

B　今までまったく口腔内で不自由を感じたことのなかったBさん．昨晩から急に歯ぐきが腫れだし強く噛むことができない．不安になって歯科医院を受診したところ，歯周病の急性発作と診断され応急処置を受け，次回から歯周治療を受けることになった

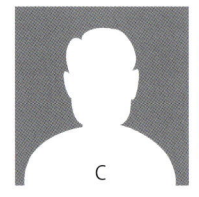

C　何度も腫れていたが，しばらくするとおさまるので放置していたCさん．最近なかなか腫れがおさまらなくなり重い腰を上げて受診．重度の歯周病と診断され治療を受けることとなった

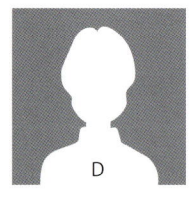

D　近くの歯科医院で歯周治療を受けていたDさん．これ以上の治療はできないからと専門医を紹介された

How to Communicate （Aさん）

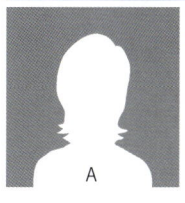

　Aさんは自分がまったくの主観的健康であると思っておられた．Dental IQ も高く，それを維持しようとする気持ちもあるようだ．ということは主観的健康にいると思っていたのに，いきなり客観的健康ではないという宣言をされたわけである（主観的健康，客観的健康については本書第1章参照）．しかしこのような患者さんは健康志向も強く，客観的健康に向かおうという推進力も強い．データを提示しながら治療の道筋を示すだけで素直に治療を開始できることが多い

How to Communicate （Bさん）

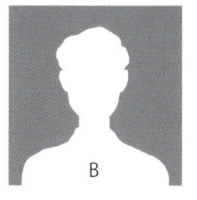

　Bさんも主観的健康だと思っていたにもかかわらず，歯ぐきの腫脹という青天の霹靂が起こった．不安いっぱいのBさんに歯科医師が原因を説明すると不安はかなりしぼむ．なぜならそれまで"わけのわからなかった症状"が"わけのわかる症状"になるからだ．人間，自分を苦しめている原因がわからないほど苦しいことはない．安堵の後に治療に立ち向かうパワーが沸いてくるように背中を押してあげたいものである

How to Communicate （Cさん）

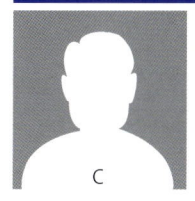

　自分の歯ぐきが良くないことをわかっているCさん．歯科医院の敷居はCさんにとってはとても高かったはず．まずはよく踏ん切りをつけて来院してくれたと"ねぎらいの言葉"をかけるのがスタートである．治療は大変になりそうな雰囲気であっても，必ず良くなるということを前面に押し出しながらのコミュニケーションを続けることが，尻込みしがちなCさんには有効であろう

How to Communicate （Dさん）

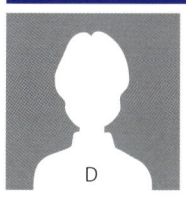

　自分が相当悪いということを理解しているDさん．今までの3人と"覚悟"が違う．場合によっては最初からオペの話までできるかもしれない．ただ，手に負えないと言われて萎縮した希望を膨らませる配慮が必要だ．プロービング一つとっても悪いところを確認するのではなく，良くなるためのスタートのデータ収集であることを伝え，少しでも良くなっているという手ごたえを感じてもらいながら少しずつ前に進みたい

　さて，来院動機が異なる4人の患者さんにどのようにコミュニケーションをとるべきか筆者なりに考えてみたい．

　深いポケットがあるからといって強い症状があるとは限らない．そのため患者さんによって自分の歯周病に対する意識の強さが異なる．そこに患者さんの口腔内の QOL に対するこだわりや価値観がさらにかかわってくるわけだ．こういうところに同じ 6 mm で BOP（＋）のポケットであっても予後や経過が変わってくる原因が見え隠れしていると思う．単なる生体現象の個人差で片付けられないような大きな存在を筆者は感じるのである．ある歯科医師はそれを臨床の難しさと表現するだろうし，ある歯科医師は臨床の面白さと表現するかもしれない．Biology, Technique, Evidence だけでは埋められないものが臨床では大きいということだろう．

6 ペリオリテラシーを上げるための ポケットをめぐるコミュニケーション

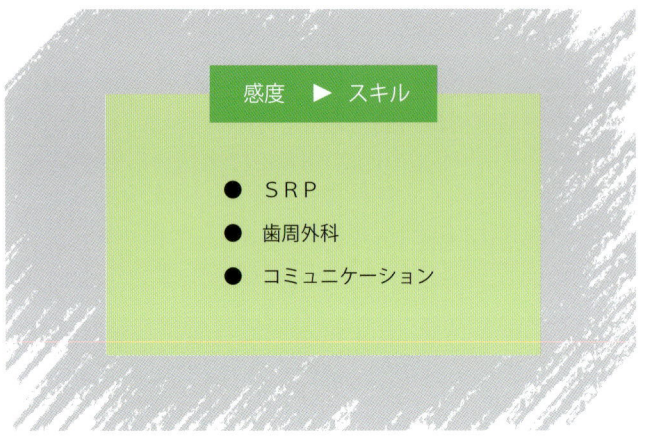

図 2-68 感度とスキル
感度が高くなければスキルは発揮できない

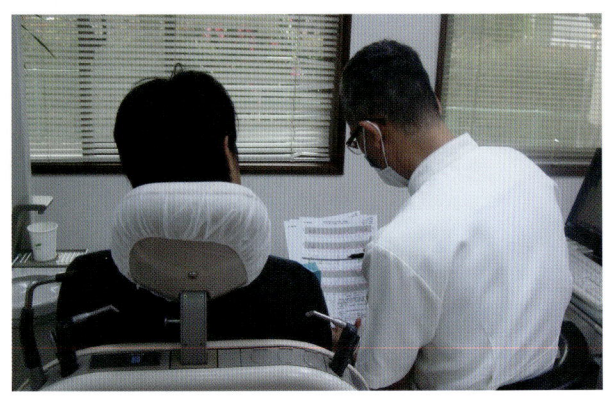

図 2-69 情報提供
何をどのように伝えるかはきっと予後に大きく影響するものと考えている

● コミュニケーション感度

"コミュニケーションスキル"に関するセミナーや書籍はたくさんあって情報に事欠かない．しかしそれを運用するためには"コミュニケーション感度"が要求されるということが抜け落ちているように思う．二足歩行ロボットにセンサーが必要なように，根面デブライドメントに根面探知能力が必要なように，コミュニケーションにも感度が必要である（図 2-68）．患者さんがどのような経緯で，どのような気持ちで来院されたのか，どれくらいの覚悟を持っておられるのか，口腔内への意識や知識はどれくらいなのか，われわれは傾聴を通じて感じ取らなければならない．

患者さんの QOL に対する思い入れや価値観などは商品表示のように張り付いているものではないので，患者さんとの会話の中から感じ取っていかなければならない．情報提供や治療方法の提示なども押したほうがよい場合もあれば引いたほうがよい場合もあるし，ただ寄り添うだけのほうがよい場合もある．そんな微妙なさじ加減は傾聴を基本とした会話の中からしか感じ取れないものだ．現代人はその感度が落ちていると言われている．というか，落とさないと生活に支障がでると言われている．いろいろなノイズの多い生活にいちいち反応できないからだ．せめて診療室では本来の感度を取り戻したいものだ．感度の低い私が言うのもなんだけれど…．

● ポケットの情報提供

傾聴も大切だが，こちらから何をどのように伝えるかということも大切である（図 2-69）．特にポケットに関するデータは 1 回の検査でたくさん収集するので伝え方が難しい．かと言って患者さんが自分の口腔内の状態について理解していないことは問題だ．糖尿病患者さんが血糖値や HbA1c 値をご存知のように，同じ生活習慣病といわれる歯周病でも指標を理解していなければなかなかコントロールしにくい．体重や体脂肪率を測ったほうがダイエットに成功しやすいことは経験されている方が多いだろう．そこで筆者の診療室で実践していることを通じて，何をどのように伝えているかを解説してみ

図 2-70 初診時のプロービング値

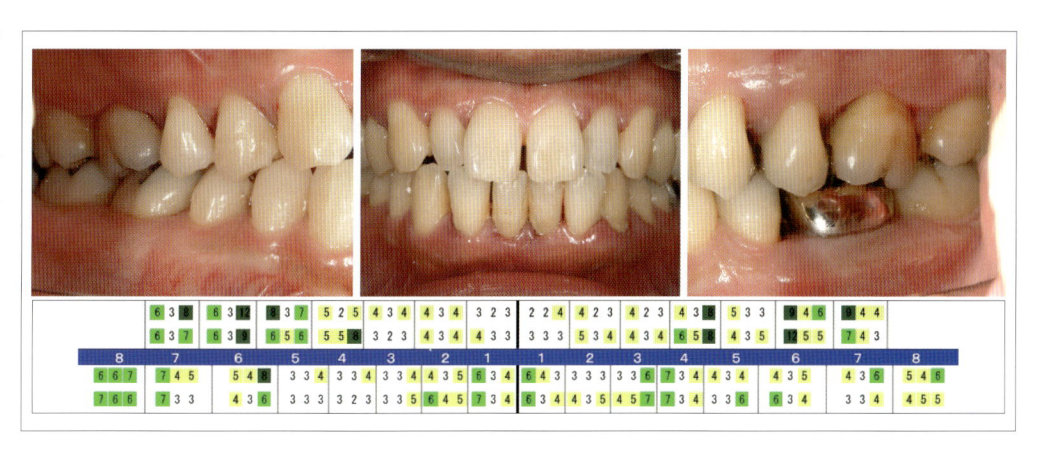

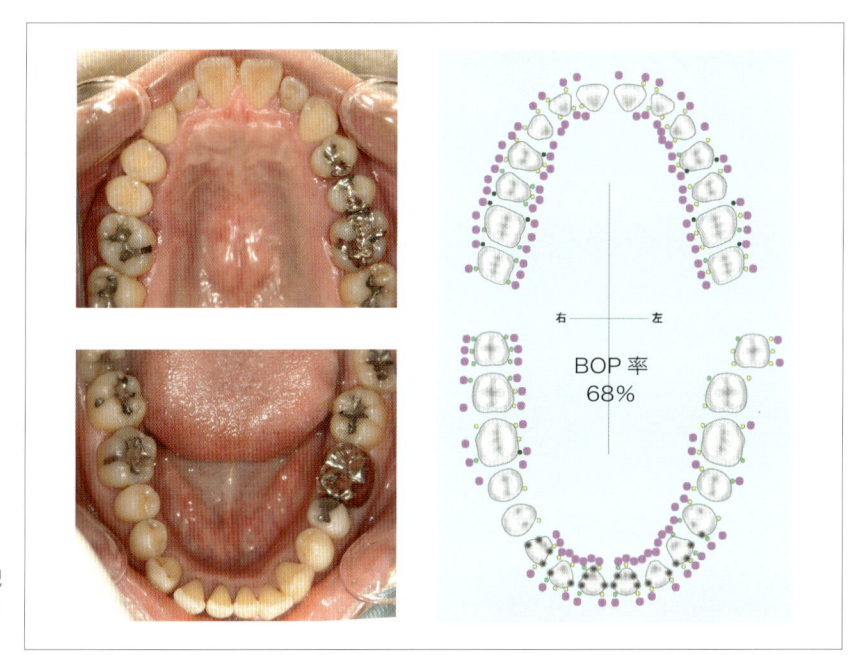

数値の背景色は1〜3 mm が白，4〜5 mm が黄色，6〜7 mm が緑，8 mm 以上が濃緑とし，色の濃さで重症度が把握できるようにしている．実際患者さんに見てもらうときには左右を逆にして鏡でしか自分の口腔内を確認できない患者さんの感覚に合わせている

図 2-71 初診時の BOP

出血は咬合面観のほうが位置の把握がしやすい．患者さんに見てもらうときには左右は逆である

たい．

1）現在の状態をどのように伝えるか？

プロービング値は第二大臼歯まですべて残存していれば6点法で168カ所も計測することになる．これをそのまま見せるだけだとどこに問題があるのか伝わりにくい．そこで視覚的にわかりやすいように色分けをする．その場合，数字の色を変えるよりも背景の色を変えるほうがわかりやすい．1〜3 mm は白，4〜5 mm は黄色，6〜7 mm は薄い緑，8 mm 以上は濃い緑に設定している（図 2-70）．これで濃い色のところほど問題があるということが伝わりやすい．2 mm ごとに色を変えるというのも程よいさじ加減になっている．なぜなら非外科療法で1段階色が改善する可能性があるからである．1 mm

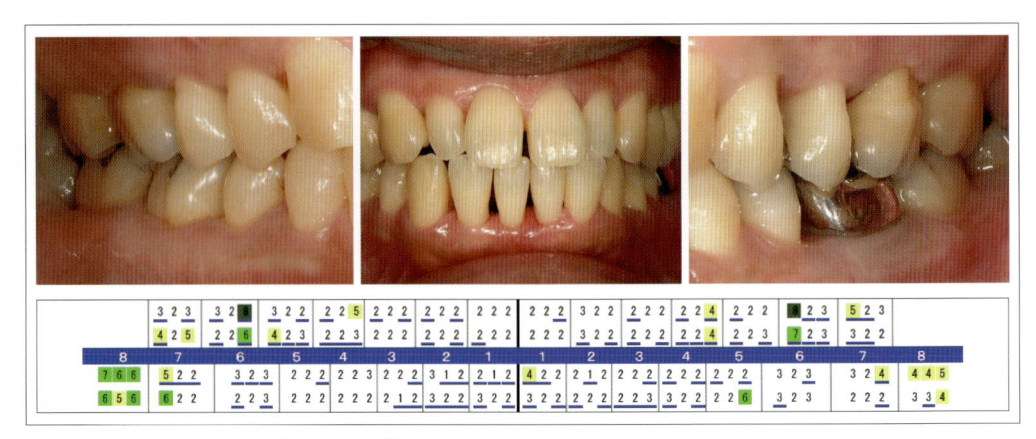

6 ペリオリテラシーを上げるための ポケットをめぐるコミュニケーション

図 2-72 再評価時のプロービング値
　2 mm ごとに背景色を変えているので，SRP とブラッシングにより一段階くらい色が変わることが多い．そのため視覚的に改善を実感できる．また 2 mm 以上改善した場合には青線が表示される．2 mm 以上の悪化は赤線表示となる

図 2-73 プロービング値の全体像の推移
　プロービング値の平均が 3 mm 以上，4 mm 以上のポケットの割合が 30％以上であればリスクが高い．一つの努力目標としてグラフ上で境界線を引いておくと達成感も得られる

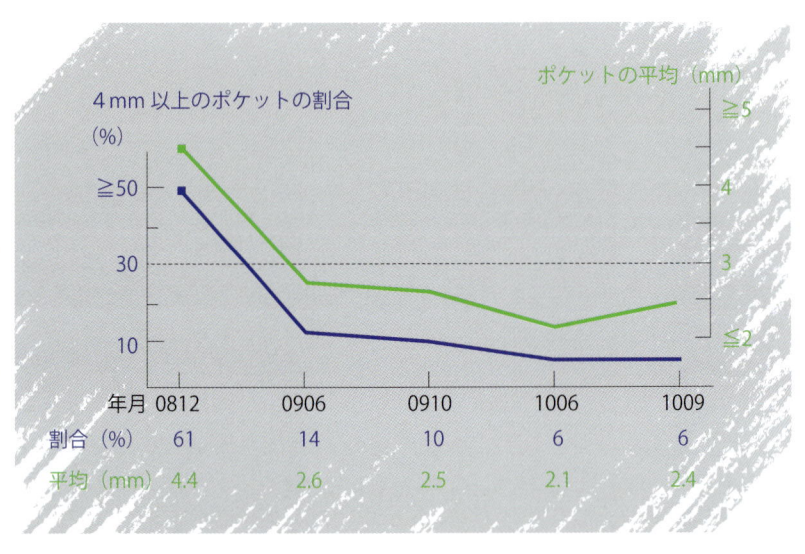

年月	0812	0906	0910	1006	1009
割合 (%)	61	14	10	6	6
平均 (mm)	4.4	2.6	2.5	2.1	2.4

ごとに色を変えると単なる誤差でも色が変わるし，3 mm ごとであれば治療しても色が変わらないので良くなっている実感がわきにくい．

　アメリカ歯周病学会の資料[1]によると，スケーリングルートプレーニング（SRP）後のプロービング値の減少量は，術前 4〜6 mm のポケットであれば 1.29 mm，術前 7 mm 以上のポケットであれば 2.16 mm なので，だいたい"普通に"頑張れば色が変わる可能性がある．

　BOP も咬合面観で表示することでどこの炎症が強いのかを知ってもらうことができる（図 2-71）．ブラッシングで時間をかけてもらいたいところという表現も OK である．BOP 率は HbA1c のような扱いで使うことができる．なぜならプラークスコアはそのときのプラークの残り具合だけで判断するが，BOP 率は日頃のブラッシングの成果として出てくるからである．当院では BOP 率 20％を切るように頑張りましょうと声をかけている．患者さんには「20％を越えているのと切っているのとでリスクが 3 倍くらい違う[2,3]」という説明をしているが，20％という値も"普通に"頑張れば切れるレベルだ

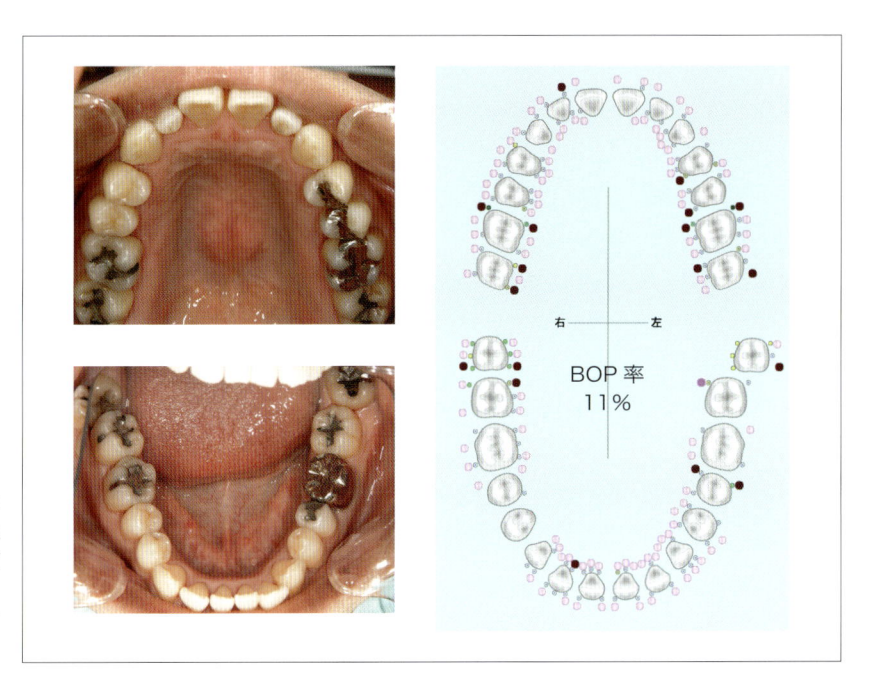

図 2-74 再評価時の BOP
2回目以降のBOPは前回と比較した色になる．最もリスクの高い継続部位は茶色，出血の消失した部位は薄いピンク色，新たな出血部位はピンク色．薄いピンクがある部位を強調してBOPの改善を訴えたいところだ

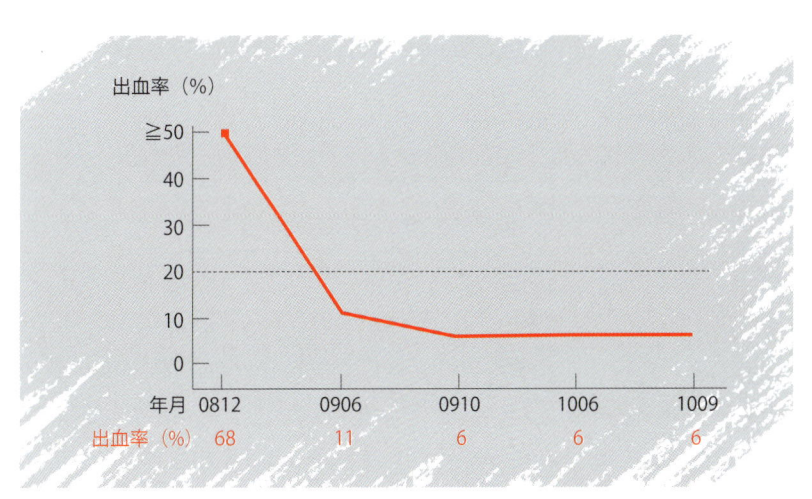

図 2-75 BOP の全体像の推移
BOP率を経時的にグラフ化することで視覚的な改善を把握できる．初期治療で20％を切ることを目標にしている

という理由もある．

2) 過去との比較や経過をどのように伝えるか？

　検査が複数回になると過去との比較が可能になる．特に初期治療（歯周基本治療）後の再評価のときは重要だ．このときはまずハッピーエンディングを迎えたいので，患者さんに喜んでもらえるプレゼンテーションが大前提なのだ．

　まずは1）と同じ画面を前回と比較してもらう．個々の数字よりも色の変化で視覚的にわかる．黄色がなくなったり，緑が黄色になったりして全体的に色が薄くなっているはずだ（図2-72）．これだけで患者さんは良くなった実感を味わうことができる．しかも2mm以上改善したところには青線が数字の下に入るのでそこも強調したいところだ．

　プロービング値の全体像を知ってもらうことも可能である．ポケットの平均値と4

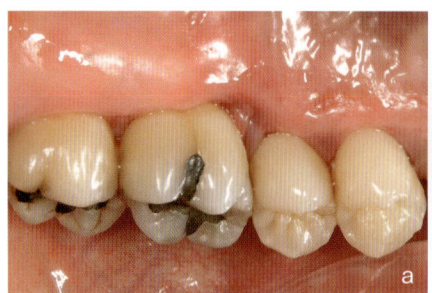

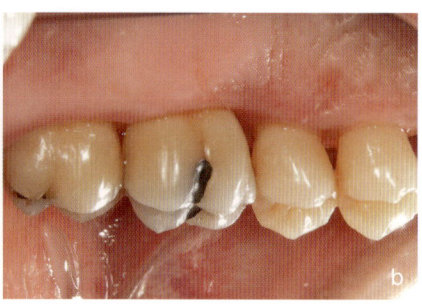

6 ペリオリテラシーを上げるための ポケットをめぐるコミュニケーション

図2-76 口腔内写真の比較
初診時に症状のあった部位や視覚的に悪いことがわかりやすい部位は写真の比較だけで改善が実感できる．aが初診時，bが再評価時の口腔内写真

mm以上のポケットの割合は毎回自動的に算出されるが，これをグラフにして見てもらうのも説得力がある．ポケット平均値で3mmを切ること，4mm以上のポケットの割合で30％を切ることを目標に設定している（図2-73）．

BOPは前回との比較を色分けで表現している．出血しなくなったところは薄いピンク，新たに出血しているところはピンク，前回と2回連続で出血しているところは茶色である（図2-74）．当然，薄いピンクのところを改善として強調して説明する．ピンクや茶色はこれからの努力目標部位となる．またBOP率も前回との比較で改善を実感してもらう．グラフも視覚的に改善を知ってもらうのに有効である（図2-75）．もちろん口腔内写真を比較して見てもらうのも視覚的効果がある（図2-76a, b）．データを見てもらうときには，患者さん，担当歯科衛生士，担当歯科医師みんなで喜びを共有することを忘れずに！情報の共有は情動の共有でもあるのだ．

単なる数値をPCの力を借りてうまく伝えることで患者さんには初診時の"覚悟"，再評価時の"改善の実感"が生まれる．改善の実感が強ければメインテナンス中断リスクは減るし，もし歯周外科が必要な症例であっても，さらに良くなりたいという理由で処置を受けられる患者さんが増えるはずである．"歯科医師が勧めるから"という理由で外科を受ける患者さんよりも，"より健康になりたいから"という理由で外科を受ける患者さんのほうがリコール率が高くなるのは当然である．ちなみに私の使用しているPCソフトはデネットシステム（http://home.att.ne.jp/blue/denet/）である．

● 言葉の選択

伝えるべき情報がそろったとしてもそれをどのような言葉に乗せて伝えるのかということも大切である．なぜなら言葉の選択により伝えたい情報だけでなく，われわれの想いや裏のメッセージが同時に伝わるからである．そのため使う言葉によって同じようなことを伝えているはずなのに，患者さんへの伝わり方が変わってしまうということが起こる．ここではいくつかのポイントを挙げて説明してみよう．

1）"良いところ"と"悪いところ"

深いポケットは必ずしも悪くなるとは限らないものの，治療することでリスクが下がることから，やはり"悪いところ"という扱いをする．特に初診時には治療対象部位ということで"悪いところ"という言葉をあえて使う．これは"悪い"という言葉には"治療を受けなければいけない"というような裏のメッセージを感じるからである．

図 2-77 深いポケットの表現
　動的治療では治療しなければという気持ち，メインテナンスではケアしなければという気持ちが導かれるような言葉の選択をしたい

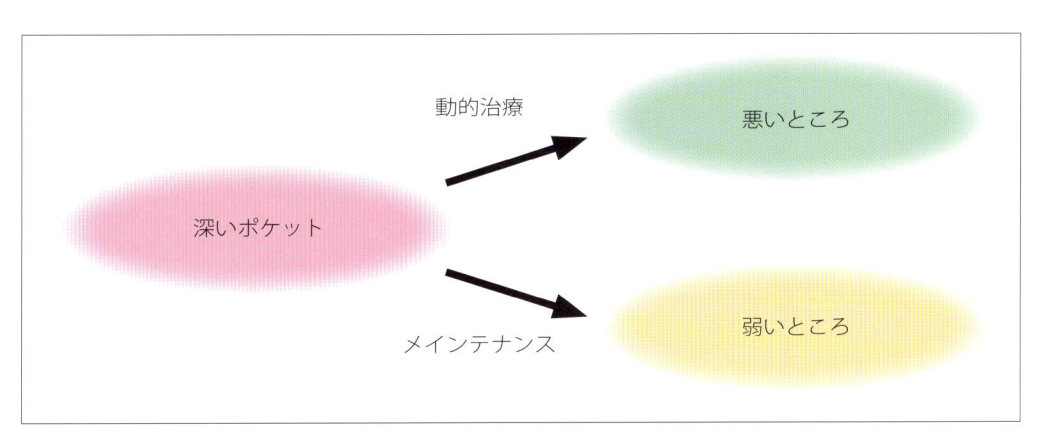

図 2-78 再評価時の表現
　良くなったところと悪くなったところが共存する場合は，まず良くなったところを褒めて，悪くなったところ（あるいは良くならなかったところ）を次なる課題とする

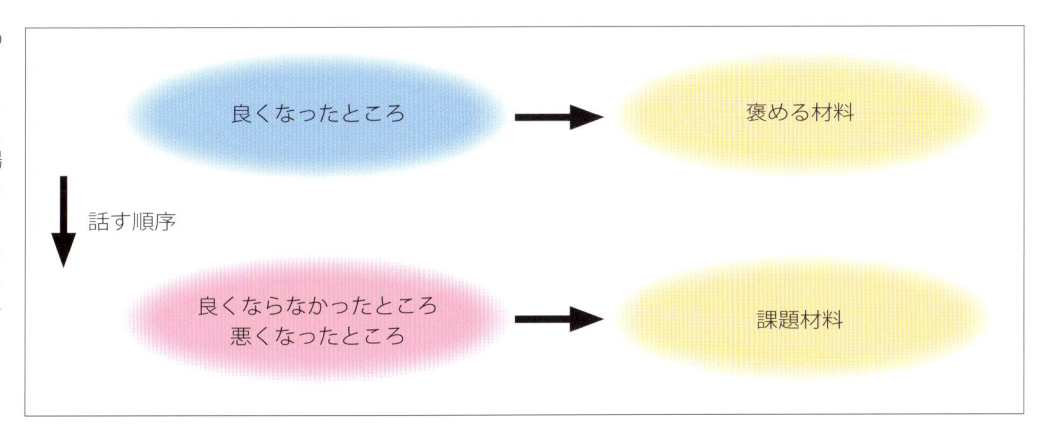

　それに対して再評価後に深いポケットが残ったとしよう．もし患者さんにさらに良くなりたいという気持ちが芽生え，さらなる治療を受けられるということであれば，その部位は"悪いところ"続行だ．しかし，もしそのままメインテナンスに移行するということであれば，ちょっと考えなければならない．治療後にあまり改善せずに深いポケットが残っているところというのは，最もリスクの高い部位になる．つまりメインテナンス中にプロケア，セルフケアともに時間をかけたいところになるわけだ．そこで私はそのような部位を"弱いところ"と表現を変えるようにしている．なぜなら"弱い"という言葉には，"守ってやらないといけない"という裏のメッセージを感じるからである（図 2-77）．

2)　"良くなったところ"と"良くならなかったところ"

　再評価のときに良くなったところと良くならなかったところが共存することがしばしばある．このとき，どちらから説明を始めるかということはかなり重要と考えている．われわれは治療者なので，どうしても悪くなったところや良くならなかったところに目が行く．良くなったところは治療する必要はないわけなので当然だ．しかし説明を受ける患者さんにしてみれば，せっかく治療やメインテナンスを受けていて，良くならなかったところを説明されても"浮かばれない"．もし治療が引き続き必要な状態であったとしても，治療を受けるパワーが湧いてこないかもしれない．なぜならもうすでに治療を受けているわけだから．

6 ペリオリテラシーを上げるための ポケットをめぐるコミュニケーション

　良くなったところと良くならなかったところが共存するときには，良くなったところを説明して一緒に喜ぶことからスタートすべきである．変化のないところ（メインテナンス中であればこれが圧倒的に多い）も，うまくコントロールできていることを伝えよう．「変わりがありません」なんていうのはNG．そんな言葉で喜ぶ人はいない．"良い"状態ですとか"うまく"コントロールできていますというようなポジティブな言葉を挿入すべきだ．そして喜んでもらった後に，良くならなかったところを次なる"課題"とする．つまりそこも良くなればもっと良くなるというポジティブアプローチである．間違っても，そこを治療しないともっと悪くなるというようなネガティブアプローチはしないように心がけたいものだ（図2-78）．

3）悪くなったところの伝え方

　たとえばメインテナンス中にプロービング値が大きくなったところがあったとしよう．あなたならどのような言葉を選択するだろうか？　メインテナンス中に悪化する場合，3つのカテゴリーに分けて考えるとリスク管理がしやすい．

> カテゴリー1　動的治療で改善しなかったところ
> カテゴリー2　動的治療で改善したところ
> カテゴリー3　最初から良かったところ
>
> 　当然のことながらカテゴリー1が最もリスクが高く，カテゴリー3が最もリスクは低い部位である．
> 　カテゴリー1は弱いところと患者さんは認識されているので，その覚悟の強さによって選ぶ言葉の強さも変わってくるはずだ．覚悟が強い患者さんであれば「悪化しました」とストレートに表現しても大丈夫だが，覚悟が弱い患者さんであれば「炎症が強くなっているので，しっかりお掃除しておきますね」とか「このタイミングで来院してもらってよかったです」という言葉を添えないと前向きになれないかもしれない．
> 　カテゴリー2は動的治療で良くなったにもかかわらず再発した部位だ．プロービング値が大きくなるということは歯肉が腫脹するか付着が喪失するかだが，動的治療後にシャローサルカスで治癒している場合は前者，ディープサルカスで治癒している場合は後者が起こりやすいはずである．前者ではセルフケアだけで改善する可能性があるので，「少し腫れていますが〜さんのブラッシングで元に戻りますよ」というような指導を含めた話に持っていくのがいいだろう．それに対して後者では，LJEの剝離などが考えられるので，「歯ぐきが緩んでいますが，しっかりお掃除をして歯ぐきが引き締まれば元に戻りますよ」というような組織の状態を理解してもらうような説明が説得力を持つかもしれない．そして状況によってはリコール間隔を短くする提案もする．そのときも「データが悪くなっているので短くしましょう」より「心配なので短くしましょう」のほうが患者さんの心に訴えることになる．
> 　カテゴリー3のケースは新たな問題の発生にあたるので頻度は少ないが，通常4，5mm程度で大きな問題はないはずなので，「数値は上がっていますが治ります」と安心してもらえばいいだろう．

4）良くなったところの伝え方

　悪くなったところの説明は慣れていても，案外良くなったところの説明がうまくできないこともある．良くなったときは細かい説明よりもとにかく良くなったということが伝わるようにしたいものだ．数値云々ではなく，いきなり「パーフェクトです」とか，

「優等生です」とか，「ばっちりです」という単純な言葉のほうが患者さんには届きやすいものだ．

　ポケットを通じて患者さんとどのようなコミュニケーションをとるかということを考えてみた．心理学やカウンセリングのエビデンスを背景にした話ではなく，あくまでつたない筆者の経験からの話である．お役に立てることができればハッピーである．

文　　　献

1) Cobb CM. Non-surgical pocket therapy : mechanical. *Ann Periodontol*. 1996 ; **1** : 443-490.
2) Joss A, et al. Bleeding on probing. A parameter for monitoring periodontal conditions in clinical practice. *J Clin Periodontol*. 1994 ; **21** : 402-408.
3) Matuliene G, et al. Influence of residual pockets on progression of periodontitis and tooth loss : results after 11 years of maintenance. *J Clin Periodontol*. 2008 ; **35** : 685-695.

コラム　〜元日朝6時のConnecting the dots　その①　〜アンチ・アンチエイジング

　数年前，アンチエイジングで有名な先生とシンポジウムでご一緒した．その先生も私もシンポジストの一人だったので，途中までその先生の講演を拝聴した．途中までというのは，帰りの飛行機の時間が迫っていたので退席せざるを得なかっただけで他意はない．その先生の講演では，手鏡を持って歯科衛生士（女性）に顔のマッサージの仕方などを指導されていた．残念ながら（幸い？），私はそのとき手鏡を持ち合わせていなかったのでその実習に参加できなかった．手鏡を持っていたとしても恥ずかしがり屋の私には，到底できるはずもなかったが．

　さて，最初にアナウンスしておくが，私はアンチエイジングという考え方が好きではない．つまり"アンチ・アンチエイジング"である．2回否定するということは，当然のことながらエイジングを肯定していることになる．これは私が男性ということも大きいファクターかもしれない．もし私が女性であれば一生懸命アンチエイジングを実践しようとしたり，情報を集めることになる可能性はある．いつまでも美しい女性は素敵に見えるし，そうありたいと多くの女性は願っていることだろう．しかしここでは，いったん性を離れてエイジングということを考えてみたいと思う．なぜか後で性と結びつくことになるが．

　どうしてエイジングが起こるのだろう？　これを考えるには，生物の生存戦略選択の歴史をさかのぼらなければならない．生物がその種の保存をかけて生存戦略を練り上げていくときに，大きく分けて二つの道が残った．一つはとにかくたくさん自分のコピーを作っていって，数を増やして生き残ろうという道である．敵に殺されるものもいるかもしれないが，数が多ければ全滅は避けられるかもしれない．この生存戦略を実践しているのが，細菌のような単為生殖で増えている生物である．どんどん分裂をして数が増えていくこの種の生物には，基本的にエイジングが起こらない仕組みになっている．なぜなら，エイジングで死んでしまうと数を効率よく増やすことができないからである．ただ，この戦略だと環境に適応しにくいという致命的な欠陥が残る．もちろんDNAの突然変異により，環境に適したものが生まれる可能性もあるのだが，確率論的には少々低い．そこで別の道を選ぶ生物が現れた．それが有性生殖生物である．

　オスとメスが有性生殖をするとお互いのDNAが交じり合い，同じ種でありながら微妙に違う仲間が生まれてくる．これにより，環境の変化に適応できるものが生まれる確率が上がる．特に有性生殖生物は多細胞なので，突然変異を待つというようなことも期待できそうにない．この有性生殖によるDNAのシャッフルということがエイジングをもたらした．なぜなら，シャッフルをして新しいDNAが誕生すれば，その前の（つまり親の）存在理由が薄れてしまうわけだから．つまり性とエイジングは，トレードオフの関係ということになる．

　女性が魅力的であろうという行動も，優秀な男性のDNAを獲得するためのものという見方をすれば，アンチエイジングをうたっている行動が，実は生物学的にはエイジングを前提としたものであったという皮肉となってしまう．しかもアンチエイジングに没頭する世代は，案外有性生殖の期限を過ぎている人たちに多いよう

にも見える（気を悪くした方がおられれば先に謝ります！）．有性生殖の恩恵を受けておきながら，あとになってやっぱりエイジングは嫌だというのは"ずるい"ということに気づいていない（あくまで生物学的考察です．角が生えてきたあなた，ごめんなさい！）．

同じDNAの数を増やすという戦略ではなく，多様なDNAを作り出す戦略を採用しているわれわれ人間は，エイジングに抗するよりも自分の個性を磨くほうが本来的なのかもしれない．"永遠に美しく"という映画があったが，いつまでも変わらない自分であるよりも，自分が唯一無二の存在であることの喜びのほうが人間らしいように思える．だって，誰だって自分が歳を取ることよりも，自分の存在を認められないほうが悲しいのだから． （続く）

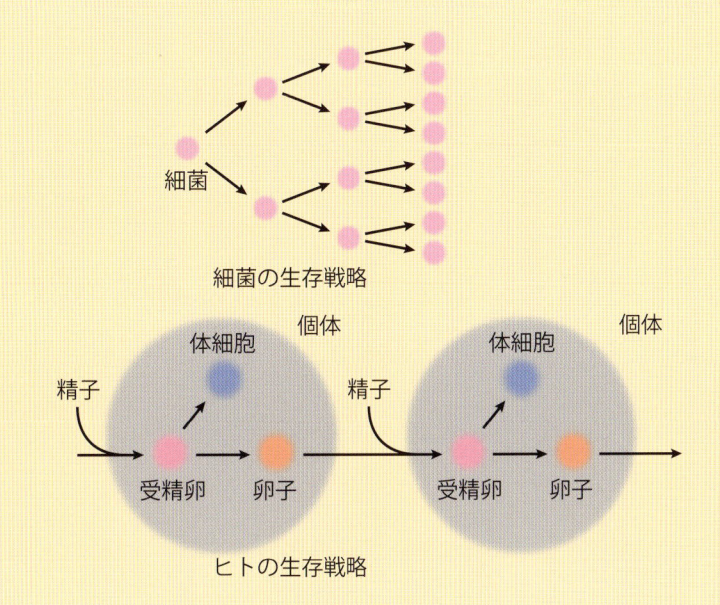

細菌の生存戦略

ヒトの生存戦略

第3章
歯肉退縮のペリオリテラシー

7 ペリオリテラシーを上げるための
歯肉退縮のバイオロジー&エビデンス

● はじめに

われわれにとってポケットは歯周治療における最大の関心事であるが，患者さんにとっては目に見える歯肉退縮（Gingival recession）のほうが気になることが多いようだ．ここから歯肉の内側の話を外側の話に移して解説していく．まずは Biology と Evidence から．

● 体脂肪率と歯ぐき

われわれのお腹は簡単に，本当に簡単に太ったり痩せたりする．私なんかは長期の休みに入ると必ず1キロや2キロは太ってしまう．連日のアルコールでカロリー収支のバランスが崩れていることくらいはわかってはいるが，それが日ごろのストレスを発散しているのだと自分に言い聞かせている．では歯肉はどうだろう？　簡単に太ったり痩せたりするものだろうか？　実はどうもお腹とは事情が違うようだ．

アルコールを連日飲んでも歯ぐきは太らないし，ダイエットをしても痩せることはない．これは歯肉には脂肪組織がないからである．歯肉は解剖学上，咀嚼粘膜に分類されるものだが，同じ咀嚼粘膜の口蓋粘膜と違って脂肪や小唾液腺を含む粘膜下組織を持っていない．なので体脂肪率と歯肉には相関関係がないわけである（図3-1）．

● 歯ぐきを太らす方法

カロリーのあるものをたらふく食べても歯ぐきが太らないのであれば，どうすれば太らすことができるのだろう？　歯肉移植などをしない，家庭でできる方法を伝授しよう．まずはブラッシングを止めてみることである．清潔好きには根性のいることだがある程度の効果はある．なぜなら腫れるからである．浮腫性炎症を起こしやすい人であれば真っ赤にはれ上がった歯肉をゲットできる（図3-2）．もう一つの方法は薬を飲むことだ．「歯ぐきの太り薬があるのか？」と言われそうだがそうではない．降圧剤（カルシウム拮抗剤）や免疫抑制剤（シクロスポリンA），抗てんかん剤（フェニトイン，ダイランチン）などを服用していると線維性に歯肉が増殖することがあるのだ[1]（図3-3）．ブラッシングを止めることもお忘れなく．ブラッシングを頑張れば改善してしまう可能性があるからだ．

この薬剤性の歯肉増殖症は，どうも線維芽細胞が上手く古いコラーゲン線維を処理で

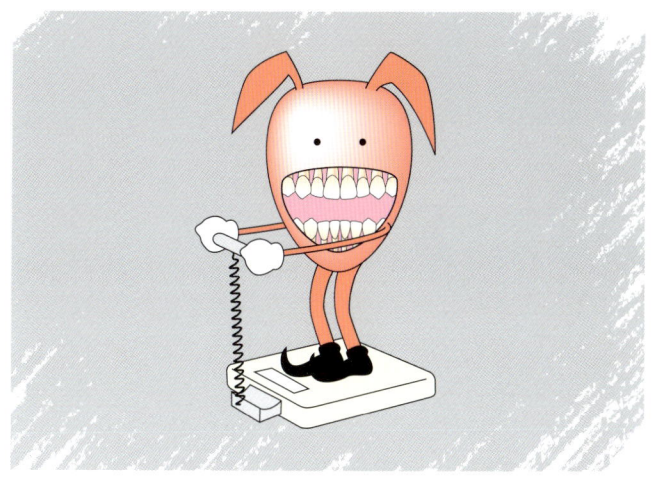

図 3-1　体脂肪率と歯肉退縮の関係は？
　脂肪組織の存在しない歯肉は体脂肪率の上下で厚みが変わることはない

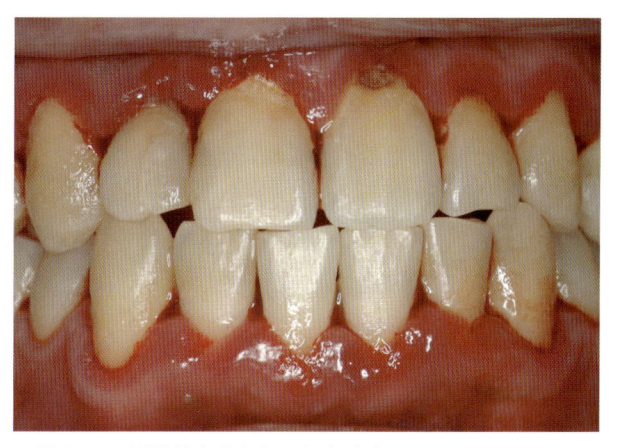

図 3-2　浮腫性炎症を起こした歯肉
　ブラッシングの中断で浮腫性炎症が起こると歯肉が太る

図 3-3a, b　薬物性歯肉増殖症
　薬物の服用により歯肉が線維性に腫れることがある．a は降圧剤（Ca 拮抗剤）による歯肉増殖，b は抗てんかん剤による歯肉増殖の正面観

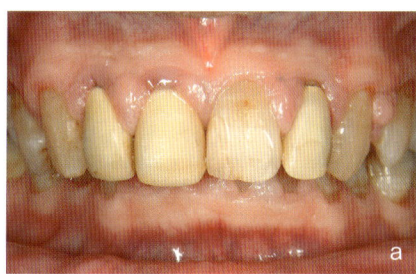

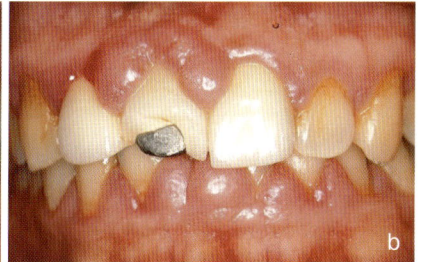

図 3-4　薬物性歯肉増殖のメカニズム
　コラーゲン線維のターンオーバーの主役は線維芽細胞である．降圧剤や抗てんかん剤，免疫抑制剤などの薬物は線維芽細胞によるコラーゲン線維の産生への影響よりも，むしろ破壊を抑制するようだ

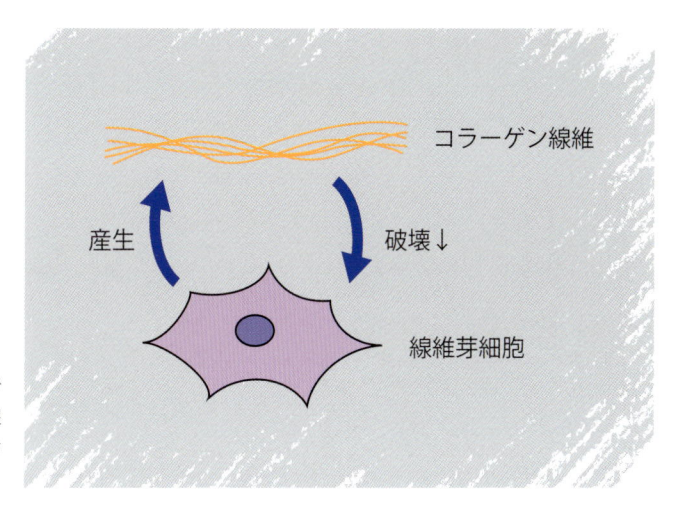

きないことが関係しているようだ[2]．線維芽細胞は生理的な状況で古いコラーゲンを分解しながら新しいコラーゲンを産生しているのだが，処理能力の低下が起こっているのだ（図 3-4）．ごみ処理能力が落ちて町中ごみだらけになっているような感じだ（昔イタリアでそのようなことがあった）．これには遺伝子も関与しているようで，古いコラーゲンを取り込むときの線維芽細胞の手（インテグリン）の形が少し違うだけで（α2 イン

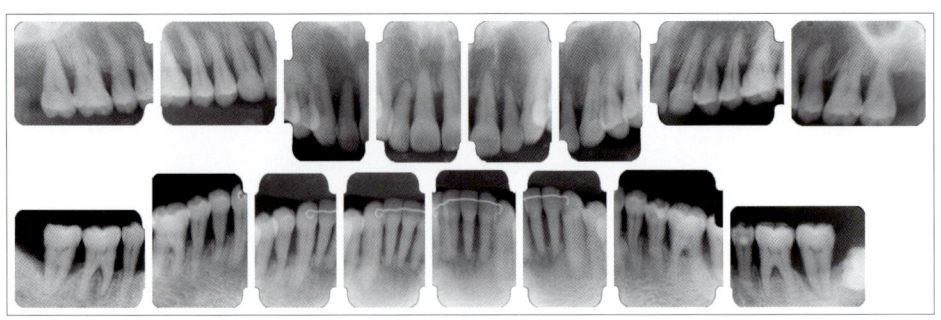

図 3-5 アンダーブラッシング

ブラッシングを我慢し，歯ぎしりをして喫煙を続けていると，運がよければ（？）骨がなくなり炎症性歯肉退縮が起こる可能性がある

テグリンの 807 番目の塩基の変化など）薬剤性歯肉増殖症が起こりやすいという報告もある[3]．薬剤性歯肉増殖症は線維の過剰産生という報告もあるが，私の知るかぎり少数意見だと思う．

● 歯ぐきを痩せさせる方法

では歯ぐきを痩せさせるにはどうすれば良いのだろう？　やはりランニングをしても，バイクをこいでも痩せることはない．実際，私の歯ぐきは無理してランニングしているにもかかわらずほとんど痩せていない！　これも歯肉切除することなく，家庭でできる方法を伝授する．まずは…ブラッシングを止めてみることだ!?「えっ，それだと歯ぐきが太るのでは？」と突っ込まれそうだ．確かに短期的には炎症が起こって腫れる，つまり歯ぐきが太る可能性が高いのだが，何年も我慢してブラッシングを止めていると運がよければ（？）歯周病が発症，進行し，骨吸収とともに歯肉が退縮する可能性があるのだ（図 3-5）．

ただし歯周病は部位特異的でどこが発症し出すかわからないので，思ったところの歯ぐきを痩せさせることはきわめて難しい．また歯肉縁上プラークの残存があるとどれくらい付着の喪失が起こるかという陽性的中率は低いので，思い通りになるとはかぎらない[4]．

実はもう一つ歯ぐきを痩せさせる方法がある．この方法だと思ったところを痩せさせることができるかもしれない．それはブラッシングしまくることだ（図 3-6）．歯ブラシは硬ければ硬いほど，強く磨けば磨くほど，長い時間磨けば磨くほど効果が出る．一つ目の方法とは真逆なのだが，案外効果的である．これには上手くいく人とそうでない人がいて，もともと歯ぐきの華奢な人がうってつけである．しかも歯並びが良くない人やどこかはみ出している歯をもっている人はかなりの確率でうまくいく．

ここまで読み進めてこられた読者には，すでに歯肉退縮の病因論がうっすら芽生えているはずである．最初の"ブラッシングを止める方法"で達成できる歯肉退縮は"炎症性歯肉退縮"と呼ばれるもので，歯周病の進行で骨吸収に引っ張られる形で起こる歯肉退縮である．もう一つの"ブラッシングをしまくる方法"で達成できる歯肉退縮は"非炎症性歯肉退縮"と呼ばれるもので，裂開状骨欠損や薄い歯肉にオーバーブラッシング（Overbrushing）が重なって起こる歯肉退縮である．つまり歯肉退縮といっても2種類あるということだ．

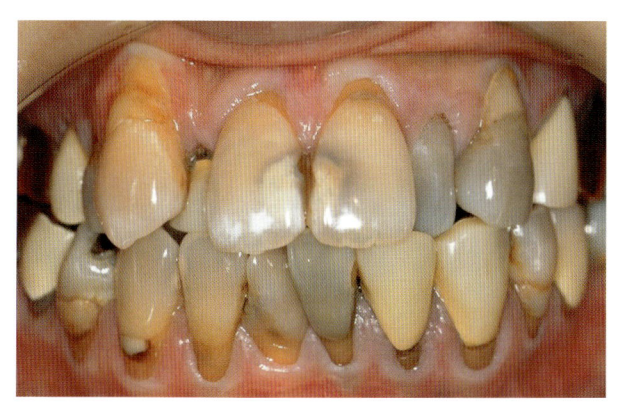

図3-6　オーバーブラッシング
　歯列不正による突出歯は先天的に歯肉退縮リスクの高い部位であるが，歯にコンプレックスがあるためオーバーブラッシングを続けているうちに非炎症性歯肉退縮が進行してしまった

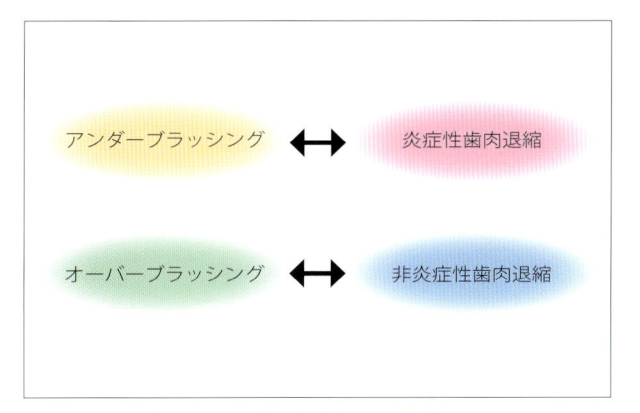

図3-7　ブラッシングと歯肉退縮の関係
　必ずしも二項対立的に論じることはできないが，傾向としてアンダーブラッシングと炎症性歯肉退縮，オーバーブラッシングと非炎症性歯肉退縮は相性が良いようだ

● 炎症性歯肉退縮と非炎症性歯肉退縮

　歯肉退縮のきっかけを知っていると頭の中も整理しやすい．炎症性歯肉退縮ではアンダーブラッシング（Underbrushing），つまり磨き残しがないようにセルフケアすることが予防において重要になる．それに対して，非炎症性歯肉退縮は磨きすぎがきっかけになるので，オーバーブラッシングが要注意だ（図3-7）．これは歯周治療をステージ別に考えたときにも言えることで，アンダーブラッシングの患者さんの多い動的治療中は炎症性歯肉退縮（この場合は炎症の消退に伴う歯肉退縮），オーバーブラッシングの増えてくるメインテナンス中では非炎症性歯肉退縮に遭遇することが多い（図3-8）．

　歯肉退縮の対処法も異なる．再生療法では垂直性骨欠損の底上げはある程度できるが，辺縁の骨を上げることは難しい．つまり，炎症性歯肉退縮を起こしているときに再生療法をしても歯肉退縮が改善することは稀なわけだ．ということは歯肉退縮がそれ以上進まないようにすることが対処法となる．

　それに対して非炎症性歯肉退縮では根面被覆術により見かけ上歯肉を回復させることができる可能性がある（図3-9）．このあたりは，次項の「歯肉退縮のテクニック」で詳述予定である．炎症性歯肉退縮は歯周病の病因論につながり，ひいてはポケットのペリオリテラシーとかぶることになるので，以下は非炎症性歯肉退縮に関して解説をしていくこととする．

● 非炎症性歯肉退縮の特徴

　見た目でそれが炎症性歯肉退縮なのか，非炎症性歯肉退縮なのかは判断できるのだろうか？　まずは部位を確認してみよう．歯間部であれば炎症性歯肉退縮で，唇側や頬側中央部であれば非炎症性歯肉退縮である可能性が高い（図3-10a, b）．もちろんコンビネーションということも臨床では日常茶飯事だろうが，話が複雑になるので割愛する．その次に歯と歯槽骨のバランスや歯並びをチェックしよう．厚い歯槽骨の真ん中に

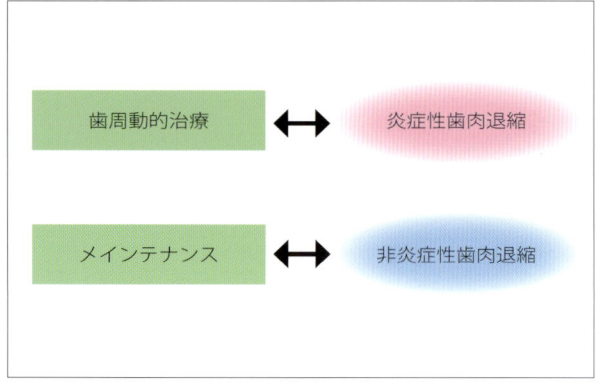

7 ペリオリテラシーを上げるための 歯肉退縮のバイオロジー&エビデンス

図 3-8 歯周治療のステージと歯肉退縮の関係
　動的治療では歯周病がすでに進行した患者さんにおいて炎症性歯肉退縮を見たり，治療とともに炎症性歯肉退縮が進行する場合がある．メインテナンスではオーバーブラッシング率が上がることから非炎症性歯肉退縮を見ることが多い

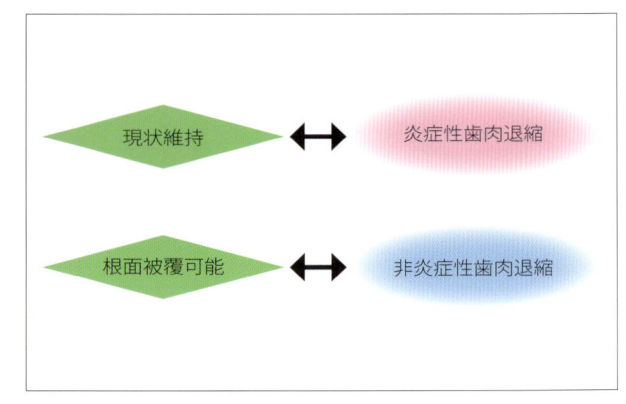

図 3-9 処置内容と歯肉退縮の関係
　炎症性歯肉退縮では現状維持が目標になるが，非炎症性歯肉退縮では条件が揃えば根面被覆術などの歯周外科が可能である

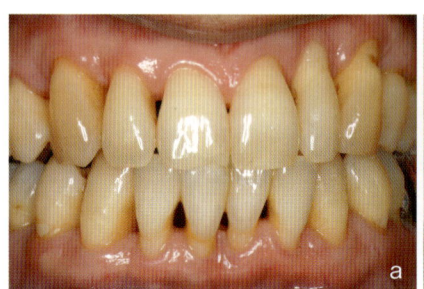

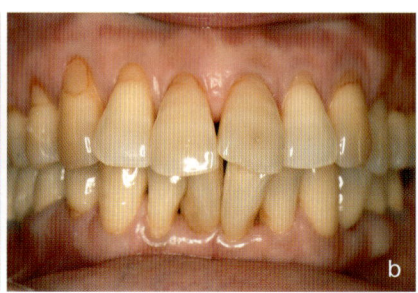

図 3-10a, b 炎症性歯肉退縮と非炎症性歯肉退縮
　歯間部に歯肉退縮を認めれば炎症性歯肉退縮（a），唇側（頬側）中央部に限局して歯肉退縮を認めれば非炎症性歯肉退縮（b）である可能性が高い

　歯がきれいに並んでいるような場合は非炎症性歯肉退縮になりにくい．非炎症性歯肉退縮であれば歯の大きさに比べて骨が薄かったり，歯が並びきらなくて歯列不正を認めることが多いからだ（図3-11）．

　歯肉のバイオタイプ（Biotype）も重要だ．非炎症性歯肉退縮を起こしやすいタイプは Thin-scallop type と呼ばれるタイプで，歯肉が薄く，歯頸部のラインが帆立貝状に波打っている（図3-12）．反対に Thick-flat type は非炎症性歯肉退縮という問題よりもポケットで悩まされることが多い（図3-13）．

　また非炎症性歯肉退縮を起こしているような患者さんはオーバーブラッシングの傾向が強い．歯列不正などがあると突出歯は自然とブラッシング圧が強くかかるものだが，歯列不正があるということで口腔内に負い目を感じている患者さんは余計熱心にブラッシングをしてしまうようだ．

　このように非炎症性歯肉退縮では次のような傾向がある．

- 歯肉が薄い
- 歯頸線が波打っている
- 歯の大きさと歯槽骨の厚みのバランスが悪い
- 歯列不正を認める
- オーバーブラッシングの傾向がある

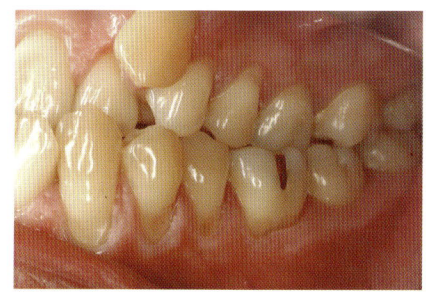

図 3-11　非炎症性歯肉退縮
　歯槽骨と歯の大きさのアンバランスや歯槽骨からの歯根のはみ出しがあると非炎症性歯肉退縮の温床となる

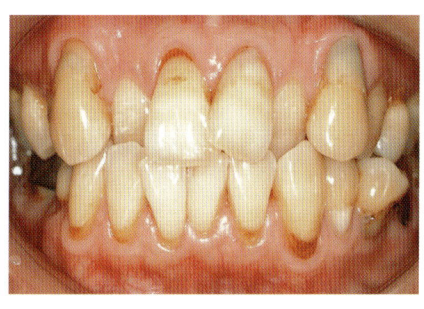

図 3-12　Thin-scallop type
　このタイプでは歯頚線が大きく波打ち，歯肉は薄く，裂開上骨欠損を伴うことが多い．非炎症性歯肉退縮のリスクが高いといえる

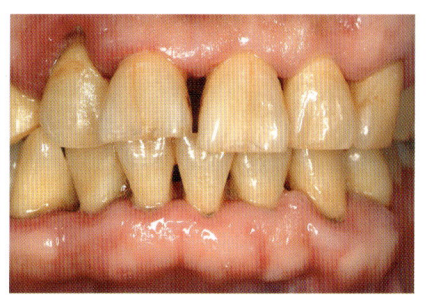

図 3-13　Thick-flat type
　このタイプの歯頚線は直線的で，歯肉は厚く，歯根を覆う骨にも厚みがある．炎症性歯肉退縮のリスクが高いといえるが，それよりもポケットの形成が要注意である

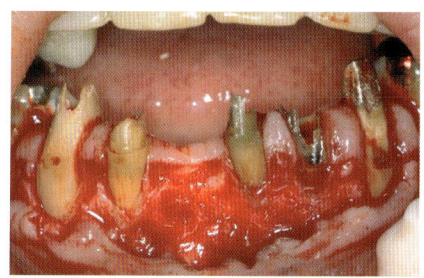

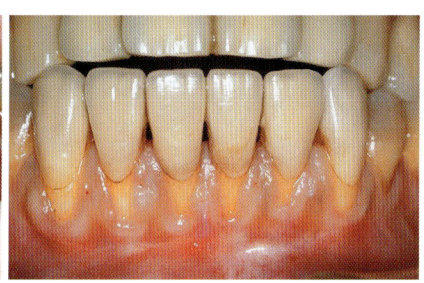

図 3-14　骨の裂開
　歯根を覆う歯槽骨がなくなった状態を裂開と呼び，非炎症性歯肉退縮のリスク因子となる

図 3-15　薄い歯肉
　歯根の上の歯肉が薄いと傷がつきやすい．また骨の裂開を伴えばその部位の骨膜上血管が存在しないため血液供給も悪くなる

非炎症性歯肉退縮の病因論

　前述のような傾向があるときに非炎症性歯肉退縮が起こりやすいというのは，バイオロジーの観点からはどう理解すればよいのだろう．歯頚線が波打っていたり，歯と骨のバランスが崩れていたり，歯列不正があるような場合，歯根は骨からはみ出している．これは裂開とか裂開状骨欠損と呼ばれる状態である[5]（図 3-14）．しかもその上に張り付いている歯肉が薄いところに，オーバーブラッシングが重なり歯肉退縮が起こるというわけである．骨の裏打ちのないような薄い歯肉は，傷つきやすいだけでなく歯軸方向の血液供給も悪い（図 3-15）．

　また歯肉溝上皮と口腔側上皮が癒合すると，水平方向の血液供給も絶たれてしまってクレフト（Cleft）の原因にもなる（図 3-16a，b）．このような複合的な原因が非炎症性歯肉退縮の病因論として考えられる．ただし，ポケットの病因論と比べてエビデンスが乏しく，仮説の域を出ていない．

　ブラッシングと非炎症性歯肉退縮との関係も実は報告が少ない．プラークスコアの低い人ほど歯肉退縮が多いということは昔から報告されている[6~8]．つまり熱心にブラッシングをされる人ほど歯肉退縮を起こしやすいということだ．また硬い歯ブラシを使っていたり[9]，ブラッシング圧が強いと歯肉退縮を起こしやすい[10]という報告も，数は少ないものの存在する（図 3-17）．おそらく骨の裂開のあるような部位の歯肉が薄いという先天的な問題があるときに，オーバーブラッシングという後天的問題が重なったと

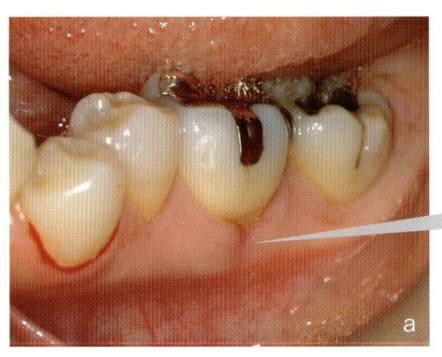

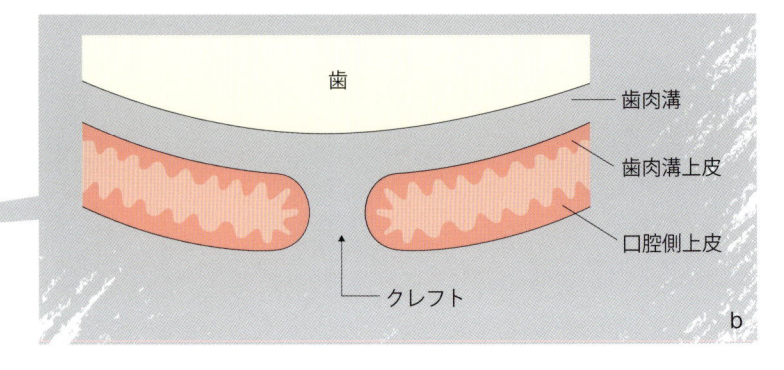

図3-16a, b クレフトの形成
辺縁歯肉が傷ついて歯肉溝上皮と口腔側上皮が癒合すると上皮の連続性が絶たれクレフトができる．aは6̄頬側にできたクレフト．bは咬合面から見た水平断面のイラスト

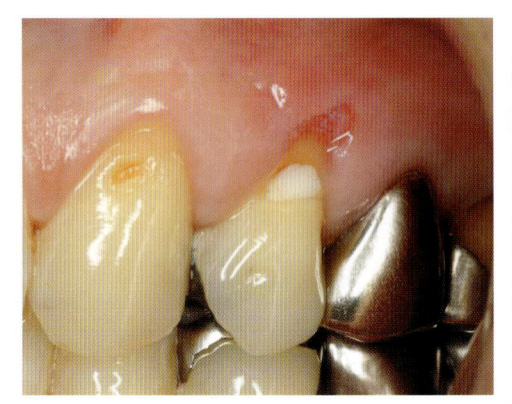

図3-17 オーバーブラッシング
磨きすぎで辺縁歯肉が傷つき出血しているにもかかわらず，改善するにはもっとブラッシングをしなければならないと勘違いしてオーバーブラッシングが続いていた

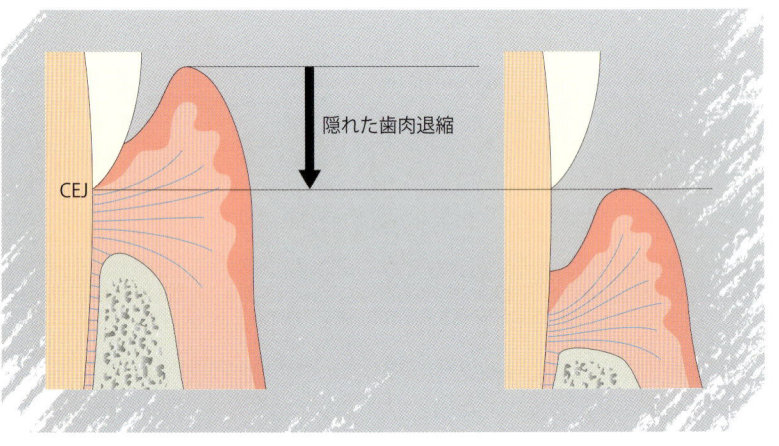

図3-18 隠れた歯肉退縮？
歯肉辺縁がセメントエナメル境（CEJ）に一致するときにはすでに2mm程度歯肉退縮が進んでいるはずである．しかし臨床的にはそれ以前の退縮量の測定はきわめて困難であるため，相対的な歯肉退縮としてCEJを基準とした測定をしている

き，加速度的に歯肉退縮リスクが上昇するのであろう．

● 今さらながら歯肉退縮の定義

　ここまで普通に使ってきた歯肉退縮（Gingival recession）という言葉であるが，学術的な定義はどうなっているのか確認しておきたい．アメリカ歯周病学会のGlossary of Periodontal Terms（3rd ed. 1992）によると，
　Location of the gingival margin apical to the cemento-enamel junction.
　（歯肉辺縁がセメントエナメル境より根尖側に位置づけられている状態）
と記載されている．
　早い話，歯根面が露出していれば歯肉退縮認定ということだ．これには「えっ？」という読者もおられるかもしれない．なぜなら生物学的幅径（Biologic width）を考えてみると[11,12]，そもそもセメントエナメル境（CEJ）まで結合組織性付着があって，その歯冠側に1mm程度の上皮性付着があり，そしてさらにその歯冠側に最低1mmほどの

歯肉溝があるとすればCEJより歯冠側には2mm程度の歯肉がかぶさっているはずである（図3-18）．ということは，歯肉の辺縁がCEJと一致している時点でもう歯肉退縮は始まっていることになる．

　もちろん解剖学的にはそのように追求するのは簡単である．しかし実際の臨床ではどれだけ歯肉がかぶさっているかを測定することは困難であるので，CEJと歯肉の辺縁が一致するまでは歯肉退縮判定の"執行猶予"としておいたほうがよいのではないか…と私も考える．そのため，日常臨床でも歯肉退縮量を測定するときには露出根面量を測定するようにしている．

　以上，歯肉退縮に関するBiologyとEvidenceをまとめて解説した．ポケットと違って情報量の少ない領域なのでこれからの研究に期待したい．

文　　献

1) Hallmon WW, Rossmann JA. The role of drugs in the pathogenesis of gingival overgrowth. *Periodontol 2000*. 1999；**21**：176.
2) Kataoka M, et al. Drug-induced gingival overgrowth—a review. *Biol Pharm Bull*. 2005；**28**：1817.
3) Ogino M, et al. Alpha 2 integrin +807 polymorphism in drug-induced gingival overgrowth. *J Dent Res*. 2005；**84**：1183.
4) Kaldahl WB, et al. Relationship of gingival bleeding, gingival suppuration, and supragingival plaque to attachment loss. *J Periodontol*. 1990；**61**；347.
5) Rupprecht RD, et al. Prevalence of dehiscences and fenestrations in modern American skulls. *J Periodontol*. 2001；**72**：722.
6) Gorman WJ. Prevalence and etiology of gingival recession. *J Periodontol*. 1967；**38**：316.
7) O'Leary TJ, et al. The incidence of recession in young males. Relationship to gingival and plaque scores. *Periodontics*. 1968；**6**：109.
8) O'Leary TJ, et al. The incidence of recession in young males. a further study. *J Periodontol*. 1971；**42**：264.
9) Khocht A, et al. Gingival recession in relation to history of hard toothbrush use. *J Periodontol*. 1993；**64**：900.
10) Mierau HD, et al. Ätiologie der Gingivarezessionen. *Deutsche Zahnarztliche Zeitschrift*. 1984；**39**：634.
11) Ingber JS, Coslet GJ. The"biologic width", a concept in periodontics and restorative dentistry. *Alpha Omegan*. 1977；**70**：62.
12) Nevins M, Skurow HM. The intracrevicular restorative margin, the biologic width, and maintenance of the gingival margin. *Int J Periodont Res Dent*. 1984；**4**：31.

コラム　～元日朝6時のConnecting the dots　その②　～不健康は快楽？～

　喫煙をされるある作家がいわれていたことだが，"人間は不健康なことが大好き"らしい．アルコールを適度に飲むよりも，飲みすぎるほうが楽しい（後悔はする）．食事を腹八分目に取るよりも，腹十二分目に取ってお腹をたたきながら"もうパンパン"といっているほうが大満足である（これも後悔する）．医学のおかげで健康，不健康という領域が作られてしまったわけだが，われわれが"快楽"と思えるようなことの多くは，不健康領域に存在するようだ．

　砂糖や油という二大高カロリー物質は，生活習慣病という立場からみると減らすことに意識的でないといけないものに認定されている．物を作り出したり，抽出したりすることに長けている人類はこれらの物質を手に入れてしまい，巷にあふれている．私は長年，これは歴史的に見て偶然，人類が手に入れてしまった結果であると思っていた．つまりパンドラの箱を開けてしまったという感覚だった．しかし最近は，ちょっと違う見方もするようになってきている．

　医学ではQOLを維持しながら，生存期間を長くすることをエンドポイントとしている．平たくいえば"丈夫で長生き"ということだ．疫学的なデータを集めるとたばこを吸ったり，アルコールを飲みすぎたり，砂糖や油を取りすぎたりするとQOLが損なわれたり，長生きできなかったりすることがわかった．あくまでこれは傾向なので，たばこを吸って，アルコールをバンバン飲んで，砂糖たっぷり油ギトギトの食事をしていても"丈夫で長生き"する人はいる．しかし一般論として，医学では"丈夫で長生き"というエンドポイントを掲げるため，それを損なうようなことは不健康と名づけ，それらを排除することを求められる．でも人間は，その不健康なことに快楽を感じることが多いのである．

　そして"丈夫で長生き"するために健康的なことをしましょうというムーブメントが起こる．バランスの取れた食事，控えめなアルコール，適度な運動，禁煙．どれもあまり気持ちのよさそうなことはないことばかりである（私はたばこを吸わないので，禁煙に関しては推察不能）．健康的といわれることに快感があれば別であるが，ストレスを感じる人はどうするかというと，"不健康を楽しむために健康的なことをする"という裏技を考え出すことになる．美味しいアルコールや甘いケーキを楽しむために運動をするとか，週に1日の不健康解禁日のために，週6日間健康的なことをするとか．そもそも"不健康なことを楽しむためには，そこそこ健康でなければならない"というジレンマもあるのだ．ここまで書いていて，自分の日ごろのちぐはぐな生活の自己弁護をしているような気がしてきた．しかし私が言いたいのはその先である．

　有性生殖とのトレードオフとしてエイジングがあるように，不健康といわれる快楽とのトレードオフとして，寿命の短縮やQOLの低下があるのかもしれない．快楽は個人差があるわけであるから，ここにも人間の個性が見え隠れする．この場合，個性というより価値観といってもいいかもしれない．最後まで自分らしく生きたいと延命治療を拒否される方もおられるし，最後まで延命の可能性を探し続ける方もいる．だって人間の死亡率は100％．最後は死ぬことが運命づけられているわけなんだから，限られた人生をどのように生きるかという視座に立て

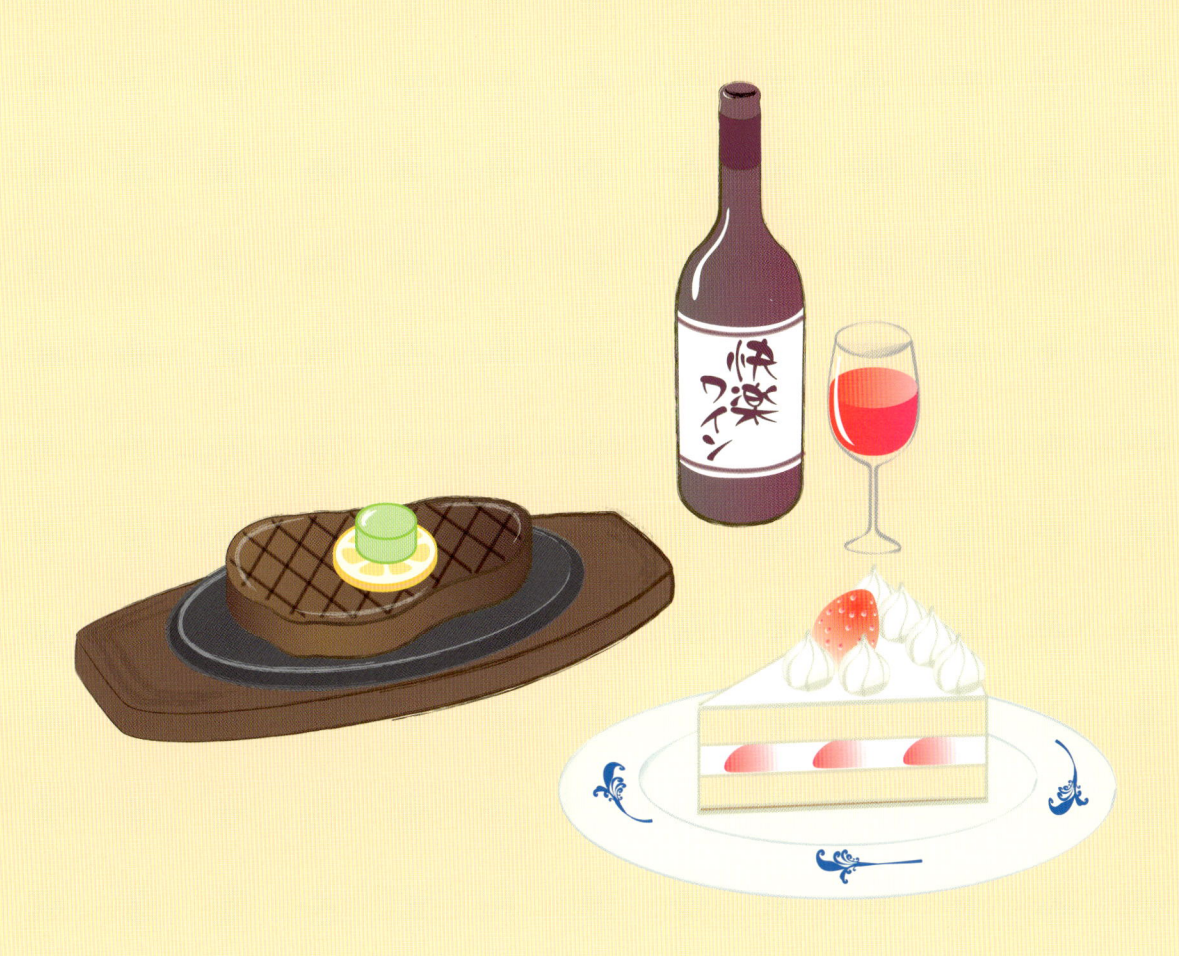

ば，人類の選んだ多様性という生存戦略は十分　担保されるのだろう．　　　　　（まだ続く）

8 ペリオリテラシーを上げるための
歯肉退縮へのテクニック

● はじめに

「ポケットが深いから治してほしい」という患者さんはほとんどおられないが、「歯ぐきが痩せて格好悪いから治せないか」とか「歯ぐきが痩せてものが詰まるので治してほしい」という要望はよくある．そもそも患者さんの目に触れるような病態なので関心が高いというのもあるかもしれない．ここではそのような歯肉退縮にどのように対処するかというTechniqueについてまとめてみたい．

● 非炎症性歯肉退縮への外科処置－根面被覆術

外科的ポケット療法に比べて頻度は少ないと思うが（少なくとも私は少ない…），痩せた歯肉を外見上元に戻す治療法がある．根面被覆術（Root coverage）と呼ばれる方法で，露出した歯根面上にフラップや移植片を被せて元に戻そうというわけである．フラップとしては歯冠側移動術（Coronally advanced flap），側方移動術（Laterally positioned flap），両側乳頭移動術（Double papilla pedicle flap）など上に上げたり，横にずらしたり，左右からずらしたりといろいろ試みられている[1]．

移植片を使うやり方としては遊離歯肉移植術（Free gingival graft, FGG）と結合組織移植術（Connective tissue graft, CTG）が代表格である（**表1，2**）．これらの中で成功率が高いのは歯冠側移動術とCTGであるが[2]，前者は根面被覆ができたとしても付着歯肉は減少し口腔前庭が浅くなるだけでなく，歯肉の厚みを増やすことができないので，どこかの国の予算編成のような問題先送り感が強いように思う（あくまで私見！）．そのため，ここではCTGに焦点を絞った解説にする．

CTGは上皮下結合組織移植術（Subepithelial connective tissue graft technique，別名Langer technique）として1985年に発表されたものが最初である[3]．多少モディファイもするが[4]，現在もほとんど同じような段取りで行われている．順を追って説明していこう．

1）移植片を壊死させないためのセントラルドグマ

> 歯根面を被覆しながら骨膜と部分層弁で結合組織移植片をサンドイッチする

部分層弁自体の血液供給は少ないが，骨膜に直接FGGを縫合するだけの根面被覆術

表1 各種根面被覆術の完全被覆の成功率

根面被覆術	完全被覆の成功率	Range
Rotational flap	43%	
Coronally advanced flap	58%	24〜95%
Guided tissue regeneration	30%	0〜42%
Connective tissue graft	60%	52〜98%
Free gingival graft	57%	0〜90%

表2 各種根面被覆術の術前歯肉退縮量に対する平均被覆率

根面被覆術	術前歯肉退縮量に対する平均被覆率	Range
Rotational flap	68%	41〜74%
Coronally advanced flap	83%	70〜99%
Guided tissue regeneration	74%	54〜83%
Connective tissue graft	91%	52〜98%
Free gingival graft	73%	11〜87%

図 3-19a〜c　Connective tissue graft
口蓋側から採取した結合組織移植片を歯根面上でサンドイッチする．aは術前の|3 の状態．bはCTG直後，cは術後

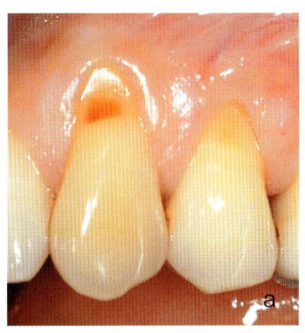

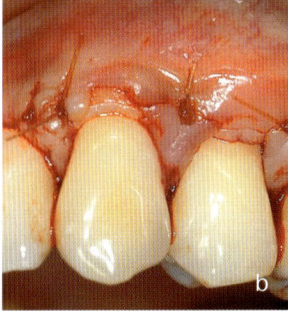

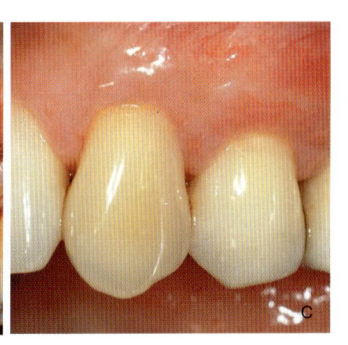

図 3-20　移植片への血液供給
骨膜や歯根膜に加え，歯間乳頭やフラップの切開断面からも血液供給が期待できる

の成功率が低いことを考えると，サンドイッチすることの意義は大きいのであろう（図3-19a〜c）．この方法により移植片は骨膜，部分層弁，歯根膜，歯間乳頭の4方向から血液供給を受けることとなり，壊死のリスクが激減する（図3-20）．

2）受容側の切開と剝離

手術部位は歯肉退縮の治療部位（受容側）と移植片を供給する部位（供給側）の2カ所ある．受容側の準備をしてから移植片を採取するのか，移植片を採取してから受容側

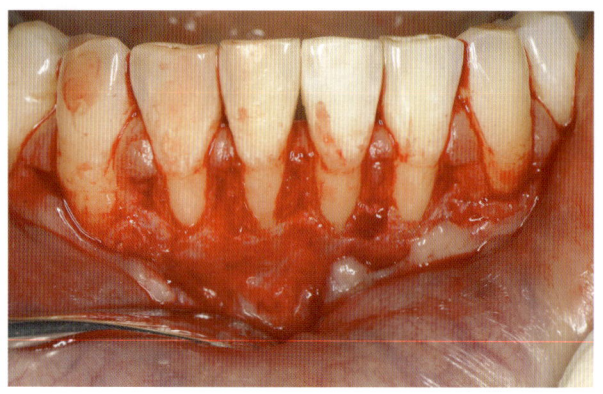

8 ペリオリテラシーを上げるための 歯肉退縮へのテクニック

図 3-21 水平切開
最初に行う水平切開はCEJを結んだラインに沿って部分層弁で開けていく．歯間部はメスを立てて歯肉と垂直方向にライニングすることで，移植片とバットジョイントできるようになる

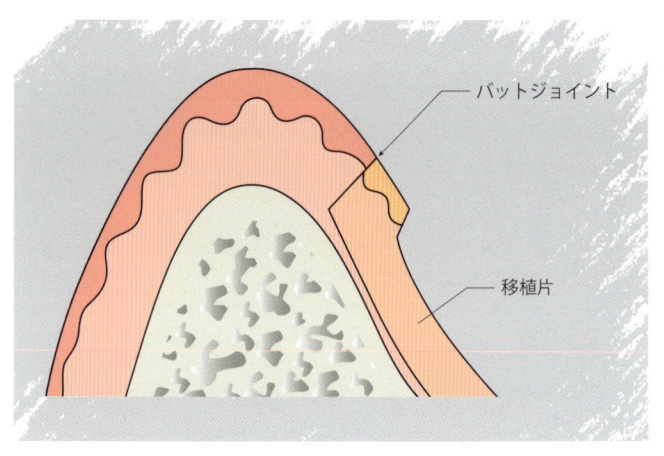

図 3-22 歯間部のバットジョイント
移植片の切開面と歯間乳頭部の水平切開面がバットジョイントで結合すると，移植片がしっかりと固定できる

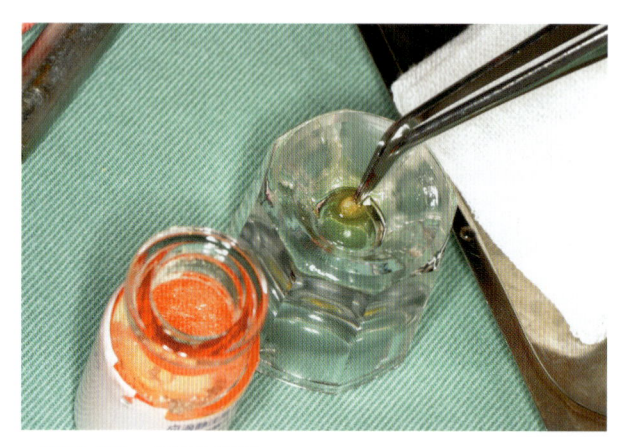

図 3-23 歯根面処理
歯根面のデブライドメント後，移植片の付着を促進するため，あるいは細菌などの阻害因子を排除するために薬液で根面処理をすることがある．ただし十分なコンセンサスは得られておらず，ほとんどおまじないだと筆者は考えている

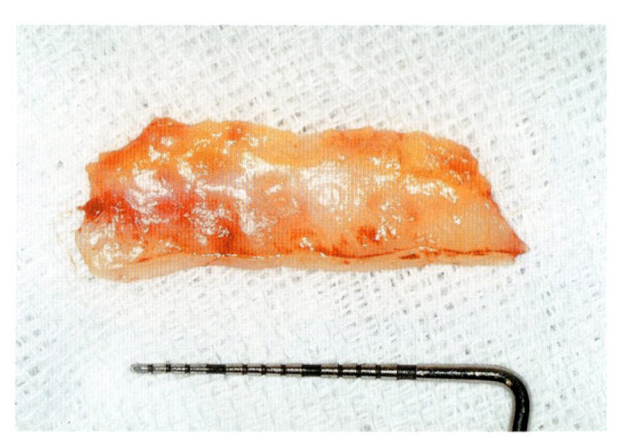

図 3-24 採取した移植片
1 mm程度の上皮を残して口蓋から採取してくる．被覆する歯根面の面積の4倍以上の大きさがないと壊死しやすい

を形成するのかは意見の分かれるところかもしれないが，私は迷わず受容側の形成から始める．なぜならCTGの失敗の直接的な原因は移植片の壊死なので，移植片を採取して移植するまでの時間を少しでも短くしたいからである．ただし必ず十分な厚みの移植片を採取してみせるという"覚悟"が必要だ．移植片採取から手術を始めて上手くとれなければ受容側のフラップを開ける前に手術中止という"ぶざまなまね"はできない．ちなみにFGGであればどちらから先にしても問題ないと考えている．

受容側は歯肉退縮を起こしている部位の1歯ないし2歯離れたところまで水平切開を部分層弁で開ける（図 3-21）．移植片に力がかからないように十分余裕のあるスペースを袋状に作るのが目的である．歯間乳頭部ではCEJの位置で歯肉に対して垂直にメスを入れ，縫合のときに移植片の辺縁とバットジョイント（Butt joint）できるように切開面

図3-25a, b　移植片供給側
　切開のデザインとしては近心に縦切開を設けるL字型（a）と設けないI字型（b）がある．L字型のほうがやりやすいが，残存する上皮が壊死しやすい

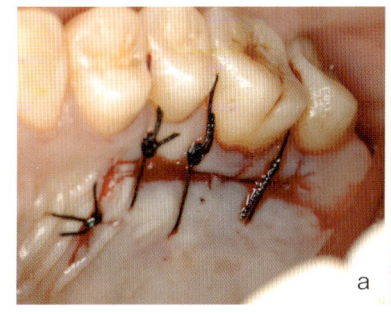

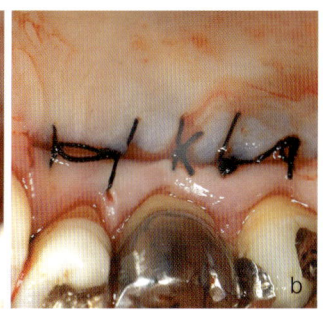

図3-26a, b　移植片の縫合
　フラップ下に移植片を挿入して口唇を動かしても動かないことを確認してから移植片を縫合する．この場合，埋没する部分が多いので吸収性の縫合糸を使うほうが無難である．歯間乳頭部のバットジョイントに適合するように移植片をしっかり固定する．必ずしも骨膜縫合になっていなくてもよい．aは移植片を挿入しているところ．bは移植片の縫合直後

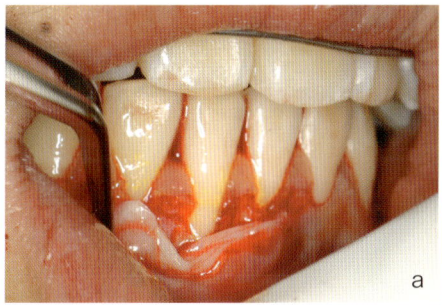

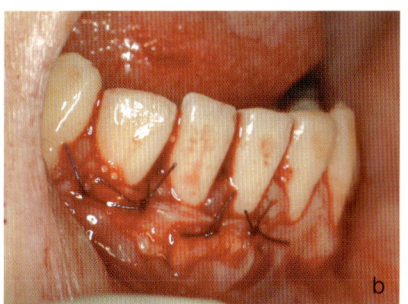

を作っておく（図3-22）．

3）歯根面の処理

　非炎症性歯肉退縮では歯根面に多量の歯石が沈着しているということはほとんどない．しかしプラークで汚染された歯根面に移植片が付着することはないので，しっかりと根面デブライドメントは行う必要がある．突出歯などで歯根面が骨面からかなりはみ出していると，移植片の下に死腔ができて壊死の原因になることがある．そのような場合は歯根面を少しバーで削って平らにすることがある（ちょっと勇気がいります）．

　根面処理（Root conditioning）と称してデブライドメント後に薬液などを塗布することもある．候補薬液としてはクエン酸，テトラサイクリン系抗菌薬などがあるが，効果については動物実験では上手くいってもヒトでは必ずしも有効とはならない．少なくとも弊害はないようなので，私は"おまじない"として塩酸ミノサイクリンを祈りながら塗布している（図3-23）．

4）供給側からの移植片の採取

　慣れないうちはこちらのほうが受容側の処理よりも難しく感じるかもしれない．FGGと違って口蓋粘膜の上皮を残しながら移植片を中抜きしてくる（図3-24）．そのほうが治癒が早く，患者さんの術後の苦痛も軽減するからだ（図3-25a, b）．FGGでも案外受容側よりも供給側のほうが食事のときに辛かったという意見をいただくことがある．

　移植片の大きさは被覆したい歯根面の面積の4倍程度は必要と考えている．それよりも少ないと壊死のリスクが上がってしまうからだ．また，移植片を採取するときにせっ

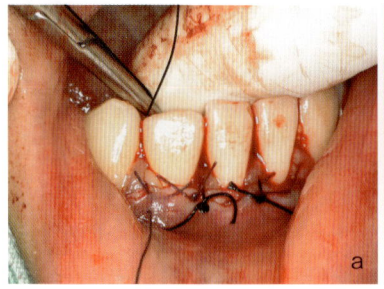

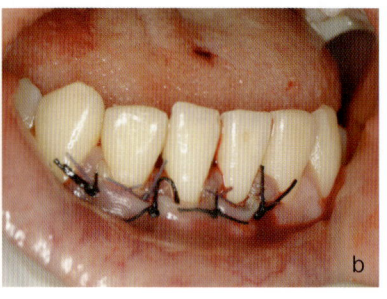

図3-27a，b フラップの縫合
歯間部でフラップ→移植片→歯間乳頭の順に縫合針を進めていく．この場合は吸収性縫合糸である必要はない．**a** はフラップの縫合途中．**b** は縫合直後

かく残した上皮が壊死しないように，採取部位にコラーゲン膜を挿入して死腔を作らないようにすることも大切である．単純縫合あるいは連続縫合で閉鎖し，パックあるいはシーネにて確実に止血して飲食物からの刺激を低減する．

5）結合組織移植片の縫合

移植片には約1mmの幅の上皮を残しているが，これが歯間乳頭部の垂直切開面とピッタリと合うはずだ．この位置にポジショニングし，吸収性の縫合糸で移植片と歯間乳頭を固定する（図3-26a, b）．骨膜縫合をしても良いが，骨膜を拾うかどうかということで結果に大きな差はない．次に行うフラップの縫合で歯間乳頭部の移植片を覆うことになるので，抜糸する必要のない吸収性縫合糸を用いるほうが安心である．非吸収性でもなんとか抜糸はできるが…．

6）フラップの縫合

5）で行った縫合部位を覆うようにフラップを戻し，フラップ→移植片→歯間乳頭の順に縫合針を進めて縫合する（図3-27a, b）．この場合も骨膜はそんなに意識する必要はない．とにかく動かないようにしっかりと縫合することが大切である．縫合糸は非吸収性でOKであるが，5）で使った縫合糸が残っているのであればそれを使ってもOKである．

移植片を壊死させないことが最も大切である．そのためのポイントを列挙しておく．
- 浸潤麻酔をしすぎない
- 移植片の採取は後にする
- 大きい移植片を心がける
- 受容側の切開，剥離は十分な減張と余裕のあるスペースを心がける
- 必要に応じて歯根面の形成を行う
- 確実に縫合で固定する
- 口唇や頬粘膜を引っ張っても移植片が動かないことを確認する
- 手術を最小限の時間で終える

● 適応症の見極め

根面被覆術を成功させようと思うと，術中の細かい注意事項も大切であるが，それが

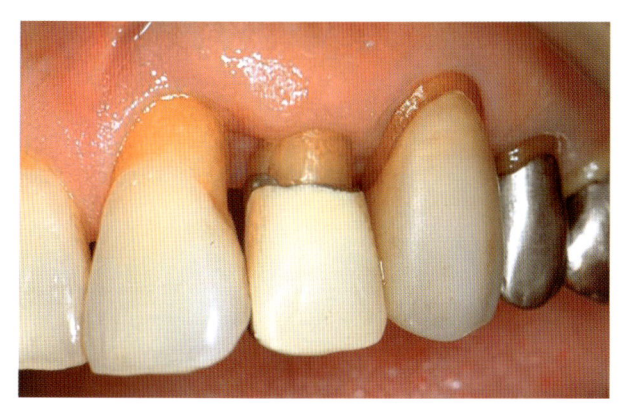

図 3-28　隣接面の骨レベルと歯肉レベル
　歯間乳頭が下がっているような，いわゆるミラーの分類のクラスⅢやⅣは移植片への血液供給が悪いため成功率が低くなる

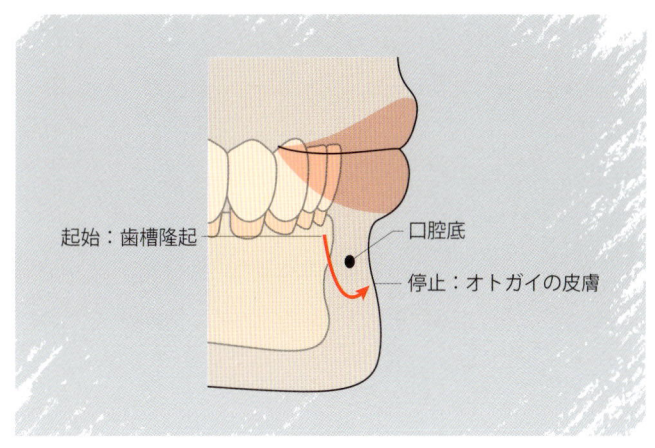

図 3-29　オトガイ筋
　オトガイ筋を緊張させたときに口腔前庭がかなり上がるようだと，口唇の緊張時に移植片が浮き上がって失敗する原因になる

図 3-30　広い露出根面
　歯根面からは血液供給がないため移植片の壊死が起こりやすい．しかも広ければ広いほど突出も強くなるため死腔ができやすいということもマイナスに働く

図 3-31　術野の牽引
　患者さんは右手で右の口唇を引っ張って術後の経過を頻繁に確認していたため，縫合糸が抜け，フラップや移植片が剥がれてしまった

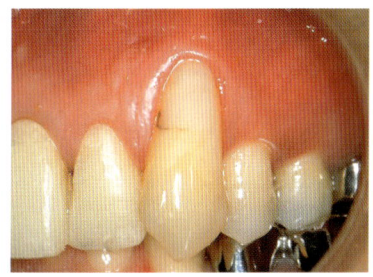

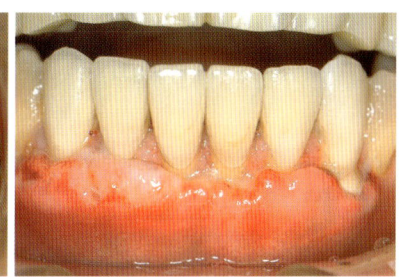

　本当に適応症なのかどうかという診断はもっと大切である．なぜなら最初から上手くいかない状態というのがわかっているからだ．つまり非適応症に手を出さないことが大切で，患者さんの組織と時間とお金を失うだけでなく患者さんからの信用も失いかねない事態になる．そこで手を出してはいけない状態（非適応症）について説明しておこう．

① 歯間部の骨レベルが低い，あるいは歯間乳頭が退縮している（図 3-28）

　歯間部の組織が失われているというのは非炎症性歯肉退縮ではなくて，炎症性歯肉退縮と考えてもらったほうがよい．歯間部から移植片への血液供給が低下する分，移植片の壊死リスクが高くなる．もし患者さんからの要望でどうしてもこのような症例を手がけなければならなくなった場合は上手くいかない可能性が高く，上手くいったとしても部分的に被覆できるだけだと説明をしておかなければならない．

② 口腔前庭が浅く，筋の付着が高位である（図 3-29）

　下顎臼歯部で問題になりそうだが，案外下顎前歯部で苦労することがある．オトガイ筋の付着が高位で口腔前庭が浅いと意識的に減張切開を行っても口唇を動かすと移植片が動いてしまうからだ．

③ 露出根面が広い（図 3-30）

　突出歯などで露出根面が広すぎると移植片の壊死が起こりやすい．

④ 手術の結果に興味津々の患者さん（図 3-31）

　冗談のような本当の話なのだが，術後に口唇を引っ張りながら経過を毎日観察してい

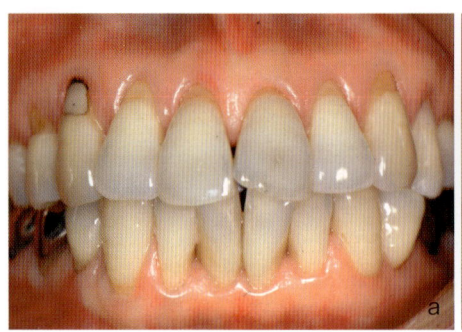

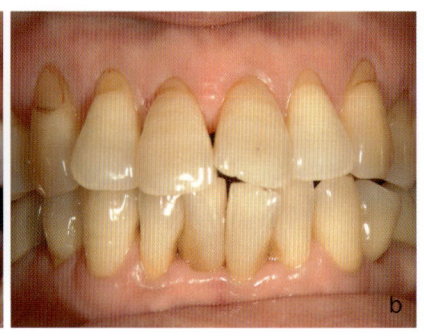

8 ペリオリテラシーを上げるための 歯肉退縮へのテクニック

図 3-32a, b　現状維持というゴール
歯肉退縮を非外科療法で対処する場合は進行抑制, 現状維持が目標になる. **a** はオーバーブラッシングであった初診時の正面観. **b** は 15 年後. 注意深いブラッシングで歯肉退縮が進行せず, 初診時の状態を維持できている

た患者さんの術部では, 縫合糸が外れ, フラップがフリーになり, 移植片は壊死を起こしていた. 引っ張って見るようなことはしないようにと声をかけることも大切だと学んだ.

● 実際は多い非外科療法

ここまで外科療法の Technique について解説してきたが, 非炎症性歯肉退縮を認める患者さんで実際に根面被覆術を行うのは非常にかぎられている. 適応症云々の問題ではなく, ニーズの問題なのだ. 歯肉退縮に関心は高いものの, 手術のニーズはそんなに高くない. そのため歯肉退縮を起こしている場合でもほとんどが非外科療法で対処しているのが現実である.

1) 非炎症性歯肉退縮に対する非外科療法

歯根面が露出したままメインテナンスしていくということなので, 現状維持できているかどうか (＝歯肉退縮が進んでいないかどうか) を監視することと, 根面カリエスが発生していないかをチェックする必要がある. 現状維持できているかどうかは歯肉退縮量の測定も大切だが, 定期的に口腔内写真を撮影して比較するよう心がけたい (図 3-32a, b).

患者さんの口腔内への関心も強いことが多いので,「歯ぐきが痩せたような気がする」とか「歯が伸びた気がする」とか「最近しみやすい」などの言葉に耳を傾けることも見落としを防ぐうえで大切である. 患者さんはオーバーブラッシングの傾向があるので, 磨きすぎに目を光らせておく必要がある.

2) 炎症性歯肉退縮に対する非外科療法

炎症性歯肉退縮は元来歯周病の進行に伴って起こるものなので, 根面被覆術を試みることはめったにない. ポケット療法としての外科はあっても根面被覆としての外科はないのである. いったん起こってしまった歯肉退縮に対しては, それが元々であろうと動的治療後であろうと現状維持が目標であることを告げておかなければならない. 患者さんはブラッシングが苦手な方が多いのでアンダーブラッシングを監視するのが基本である.

患者さんの審美的要求が強くなるにつれ根面被覆術を行う頻度が増えていくかもしれないし，たとえ手術を行わなくても歯肉退縮を進行させない努力も要求される時代になるだろう．場合によってはポケットを浅くすることと同居が難しいこともあるが，歯周組織を扱う者にとって目指し甲斐のある高いハードルかもしれない．

文　　　献

1) Bouchard P, et al. Decision-making in aesthetics : root coverage revised. *Periodontol 2000*. 2001 ; **27** : 97-120.
2) Camargo PM, et al. The use of free gingival grafts for aesthetic purpose. *Periodontol 2000*. 2001 ; **27** : 72-96.
3) Langer B, Langer L. Subepithelial connective tissue graft for root coverage. *J Periodontol*. 1985 ; **56** : 715-720.
4) Reiser GM, et al. The subepithelial connective tissue graft palatal donor site : anatomic considerations for surgeons. *Int J Periodontics Restorative Dent*. 1996 ; **16** : 130-137.

コラム　〜元日朝6時のConnecting the dots その③　〜自分を"消す"ということ〜

　息子が遠方の大学に合格した．二浪もしたのだから親としてはこれ以上のない喜びである．私と同じ歯学部に入ったので，ほぼ間違いなく歯科医師になるはずである．歯科界は先行き暗いという人たちも多いが，歯科医師になったにもかかわらず路上生活を余儀なくされている先生の話は聞いたことがないので，きっと食べるくらいであれば困ることはないだろうとリスクを過小評価している．ただ意外だったのはこの過小評価とともに，自分としては想像もしなかった想いが私の脳を支配した．それは"これで私の一つの使命は終わった"という達成感である．

　まあ，まだ学生なんだし少し達成感が湧いてくるのは時期尚早なのかもしれないが，長い浪人生活が達成感を早めたのかもしれない．別に早く息子を送り出して，子育てという重責から解放されたいと願っていたわけではない．むしろ息子が離れることを淋しいと思っていた．なので，この達成感は自分にとっては想定外なものであった．息子の浪人中は，風邪やインフルエンザにならないよう私は少なくとも1日3回はうがいをしていた．職業柄ウイルスを患者さんからもらうこともあるだろうから，このうがいは診療を続けるにあたって"自分のため"にしているつもりだった．前期試験が終わり，結果がわかるころには私のブラキシズムは頂点に達し，それとともに知覚過敏もひどい状態になった．うがいができないくらいの知覚過敏になると同時に息子の合格がわかり，私はあっさりうがいを止めてしまった．合格の喜びは知覚過敏も吹き飛ばしたにもかかわらず…．つまり気がつけば"息子のため"にうがいをしていたのだ．

　このように，親として子供を一人前の大人として世の中に送り出すという作業は，親として当然であり，喜びであるのだが，よくよく考えてみるとこれは"親が自分を必要としない状況を願っていること"に他ならない．"自分の不要を願うこと"，言い換えれば"自分を消すことに喜びを感じること"は，子育て特異的な状況かというとまったくそうではない．われわれの仕事も患者さんがよく噛めるようになることを願って治療をしているが，これは"よくなること＝われわれが不要となること"に他ならない．講演やセミナーで後輩や歯科衛生士さんの前で話をするのも，自分の知識や技術が彼ら（彼女ら）に伝わって，自分が不要になることを願っている．親としての仕事は親が不要になること，歯科医師の仕事は歯科医師が不要になること，教育者の仕事は教育者が不要になることをエンドポイントとして構造化されているのだ．ここまで考えると"人間は自分を消すために生きている"というような気がしてくる．エイジングにしても，不健康な快楽にしても，すべて"自分を消す方向に開かれた構え"である．

　元日の朝，ベッドでまどろみながらエイジングと不健康な快楽，そして自分を消すという3つの点がつながることに気づいた．故スティーブ・ジョブズ氏がコロンビア大学での講演で話したConnecting the dotsに通じる高揚感をもってベッドから飛び起きた私は，今年もよいスタートが切れたとほくそ笑んだ．そして自分を消すことを悲しく思ってくれる家内とそんな話をしながら，今日も不健康なことを楽しむのである．やっぱりアルコールは止められない…．

（完結）

9 ペリオリテラシーを上げるための
歯肉退縮をめぐるコミュニケーション

● はじめに

「体は痩せないのにどうして歯ぐきは痩せるの？」という質問に「歯ぐきには脂肪がないからです」と切り捨てるのはMOTTAINAI話だ．これをとっかかりに患者さんとコミュニケーションを取ってみるのはいかがだろう？　なお，本章7の項と同じく炎症性歯肉退縮に関してはポケットのペリオリテラシーと重複する部分が多いので，ここでも非炎症性歯肉退縮に絞って話をしてみたい．

● 健康オタクに多い歯肉退縮

裂開状骨欠損や薄い歯肉，歯列不正などの先天的リスクの影響も大きいのだが，歯肉退縮を起こしているような患者さんはオーバーブラッシングの傾向が強い．しかもそれには"癖"だけでは片付けられない背景が見え隠れすることがある．特に歯ブラシが硬いとか，強く磨いてしまうというのではなく，長い時間磨き続けているというようなタイプのオーバーブラッシングは要注意だ（図3-33a, b）．なぜなら"オタクリスク"が高いからだ．

健康オタクの一番対処しにくい点は，患者さんは"体に良いと思ってやっている"ということである．"思って"というより"信じて"，あるいは"信仰して"というレベルの方もおられる．アンダーブラッシングの患者さんはある種の"引け目"のようなものをお持ちであることが多く，素直に自分の非を認めながら話を聞いてもらえる．それに対してオーバーブラッシングの患者さんは非を認めたがらない傾向があるので，なかなか話を聞いてもらえないのである．

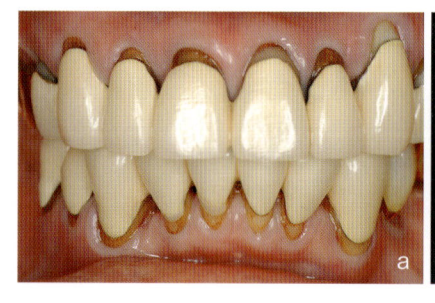

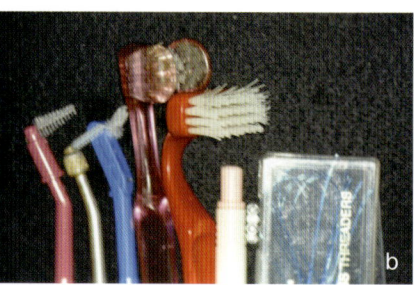

図3-33a, b　健康オタクはオーバーブラッシャー？
非炎症性歯肉退縮の傾向の強い患者さんは健康オタクでオーバーブラッシャーが多いように感じる．aは73歳女性の初診時の正面観．長年遠方までメインテナンスに通っておられたが体力的に辛くなって当院にお見えになった．bは初診時にお持ちになったセルフケアグッズで，毎日使用されていたそうである

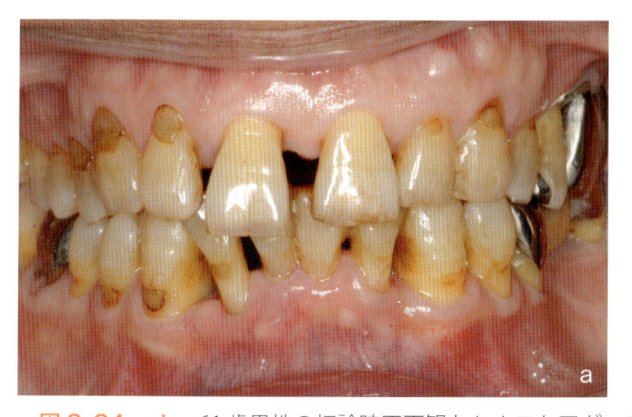

- 市販の歯間ブラシ（S，M，L）
- ウォーターピック
- 電動歯ブラシ（ブラウン，Ultima）
- Systema 44M，42M
- タフト SS
- EXTRA（ホワイトニング剤）

図3-34a, b　61歳男性の初診時正面観とセルフケアグッズ
炎症性歯肉退縮と非炎症性歯肉退縮が混在している．初診時からほとんどプラークの残存を認めず(a)，セルフケアグッズをうかがうと b のごとくスラスラとグッズ名を説明された

悪いことをしているとわかっていて悪いことをするのを"悪魔"，良いことをしていると思っていても結果的に，客観的に悪いことをしているのを"善魔"というが，アンダーブラッシングはさしずめ"かわいい小悪魔"，オーバーブラッシングは"頑固な小善魔"というところだろうか？　戦争は話し合いで解決することもあるが，宗教の絡んだテロリストとの交渉は難航する．オーバーブラッシャー（Overbrusher）との交渉も難航しそうである．

● どんな言葉を選択すべきか？

　まずわれわれが理解しておかなければならないのは，オーバーブラッシャーは"頑張っている"ということである．これを前提にコミュニケーションを取らないと，患者さんは耳を貸してくれないし前に進まない．いきなり「磨きすぎです」とか「もっと力を抜いて」と言ってもおそらく患者さんは変わらない．まずは頑張っておられることに対して賛美の言葉をかけることから始めるのはどうだろう？　「きれいに磨かれていますね～．どんな道具を使っておられるのですか？」とうかがうと，患者さんは笑みを浮かべながらオタクな道具をいろいろ教えてくれるだろう（図3-34a, b）．「こんなにきれいに磨くには時間がかかるんじゃないですか？」とうかがえば，30分以上磨いている状況を細かく教えてくれるだろう．これで患者さんの気分を害することなくセルフケアに関する情報収集にもなっているわけだ．

　オーバーブラッシングの結果，歯肉退縮や歯肉の傷，知覚過敏などが起こっているようであれば，その原因が"頑張りすぎ"であるということを伝える（図3-35）．あくまで"頑張りすぎ"であって"磨きすぎ"ではないところがミソである．"頑張りすぎ"という言葉には良いことをしようと思ってやっていることが裏目に出てしまったというニュアンスが含まれているからだ．きれいにプラークを落とすテクニックをもっている患者さんなので，次なる課題は歯ぐきを痩せない程度にプラークを落とすことだと知ってもらう．つまり新たなブラッシングを覚えてもらうというよりも，今のブラッシングに修正を加えさらに"理想的な"ブラッシングに近づけるという話のもっていき方である．上昇志向の強い患者さんにはプライドをくすぐる指導法となる（図3-36）．

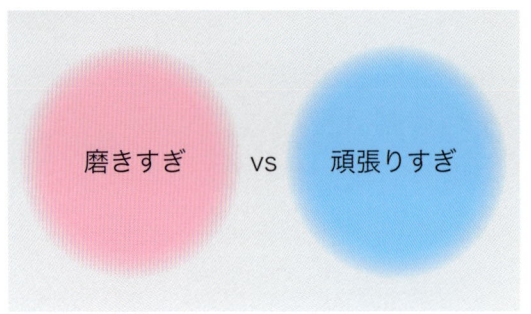

9 ペリオリテラシーを上げるための 歯肉退縮をめぐるコミュニケーション

図3-35 オーバーブラッシャーへの声かけ
以前受けたブラッシング指導に従って頑張ったにもかかわらず，不幸にもオーバーブラッシングになってしまった患者さんに対して，磨きすぎという言葉は酷なように思う

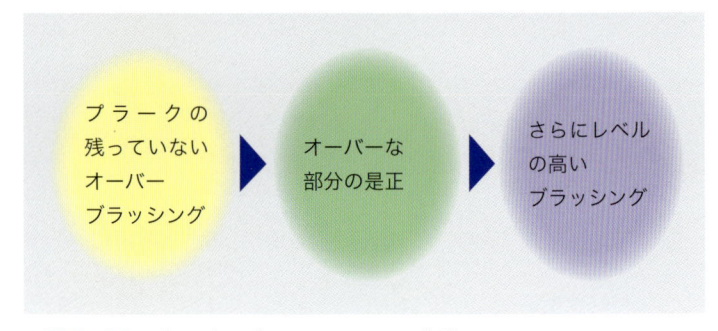

図3-36 オーバーブラッシャーへの指導
頑張っているオーバーブラッシャーにはその磨き方の否定ではなく，さらにハイレベルのブラッシングを目指すために是正をするというスタンスのほうが好ましい

　ここまで配慮してもなかなか伝わらないことがある．そんなときには体験を通じて"気づいてもらう"という方法もある．それが"術者磨き"である（図3-37）．人間は気づきが発生しないと方向転換しにくいものである．そこで「〜さんにとっての理想的なブラッシングをしてみますね」と担当歯科衛生士が術者磨きをしてみる．できれば，日頃患者さんが使っている歯ブラシを使う．もちろん，それが硬すぎるような場合は変更する．細かい説明は一切要らない．黙って術者磨きをしているだけで患者さんにも黙って感じてもらえる．身をもって今までの自分のブラッシングとの違いに気づく瞬間だ．担当歯科衛生士との間に良好な関係がすでに芽生えていれば，かなり効果的な方法である．

● 歯肉退縮に付随してくるもの

　ブラッシングに関してだけ健康オタクという患者さんは少ない．歯ブラシを握っていない時間においても，その患者さんなりの"健康へのこだわり"があるはずだ．そしてそのこだわりが口腔内には悪影響として働いていることがある．もちろん本人が気づかないうちに．これに気づかなければならないのはプロであるわれわれサイドなので，実際にあった事例を通じて説明する．

1）酸蝕症（Tooth erosion）

　最近とみに多いと感じている．健康を意識した結果，酸を口腔内に入れることが増加している．飲食としての酸と洗口液としての酸に分けて解説する．

（1）飲食としての酸

　健康のために酸を摂取することは多い．健康志向の強い人は柑橘系の果物を通じてクエン酸を，生野菜のドレッシングを通じてお酢を摂取している．もちろん本人は"体に良い"果物や生野菜を摂取しているのである．クエン酸は非常に酸蝕症を起こしやすい酸なので，毎日柑橘系果物を食べる習慣のある人は要注意だ．ベジタリアンは健康に関してトップ集団にいるようなイメージだが，酸の摂取という面だけを見ると，われわれは眼を光らせておかなければならない．

図 3-37　術者磨き
　正しいブラッシングを体感してもらう術者磨きはたくさんの説明より説得力をもつことがある

図 3-38　クエン酸の常飲
　健康のためにクエン酸の粉末を水に溶かして常飲されている．前歯部を中心に酸蝕が進んでいる

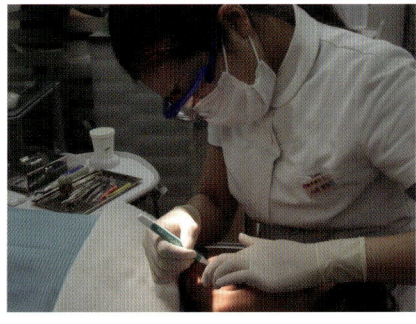

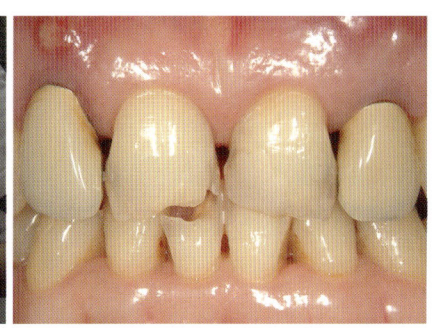

図 3-39a，b　強酸性水による洗口
　図 3-34a の患者さんがメインテナンス中に強酸性水による洗口を始められた．a が強酸性水使用前で，b が使用を始めてからの正面観．明らかな脱灰が進んでいる

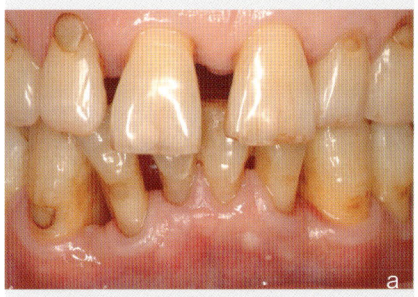

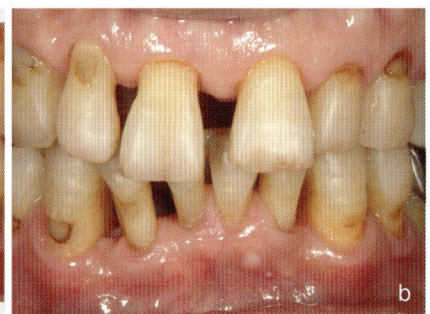

図 3-40a，b　脱灰リスク
　強酸性水による洗口で上顎右側臼歯部の歯根面が著明に脱灰している．a は強酸性水を使用していないとき，b は使用を始めた後の頬側面観

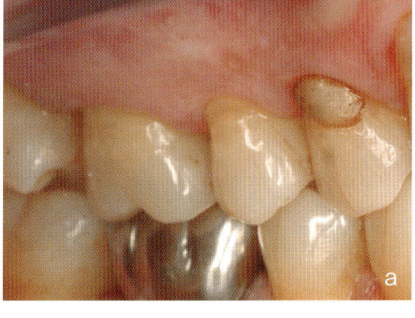

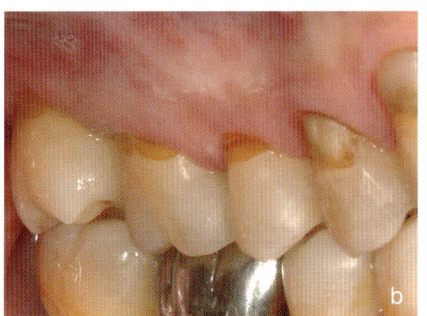

　健康のためにクエン酸を直接飲んでおられる人やお酢を常飲されている人は，ブームが過ぎたとはいえ健在である（図 3-38）．どうしても飲むのであればストローを舌の上までつっこんで飲んでもらうか，水ですぐにうがいをしてもらうか，何か対策を講じなければならない．炭酸飲料の常飲や炭酸飲料を口に入れた後ブクブクとあわ立ちを楽しむような飲み方も非常に危険である．これはどちらかというと若年者に多いが．

（2）洗口液としての酸

　強酸性水で洗口をされる方がおられる（図 3-39a，b）．確かに唾液中の細菌は激減するのだが歯は…溶ける．しかもブラッシングをして歯を丸裸にしてから洗口をするので…確実に溶ける．かといって洗口してすぐにブラッシングすると…削れる．
　酸蝕症ではエナメル質も歯根面も溶ける．もちろん歯根面（象牙質やセメント質）のほうが溶けやすい（図 3-40a，b）．柑橘系果物を臼歯部で咀嚼すると，咬耗の進んだ歯であれば象牙質だけ凹む典型的な溶け方をする．歯肉退縮のある患者さんは歯根面が露出しているので，その歯根面に酸が作用すれば脱灰が進むことになる．しかも，そこにオーバーブラッシングが重なると知覚過敏の症状が出やすくなる．体に良いと思って口

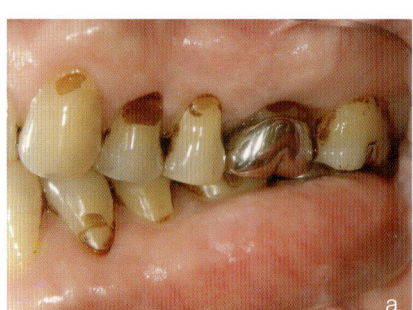

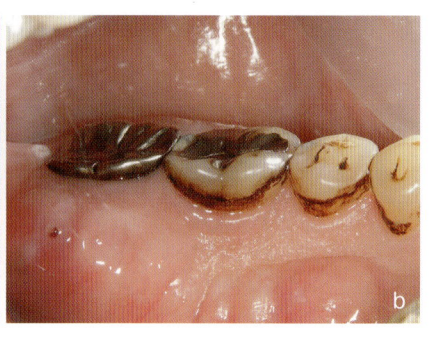

図 3-41a, b　著明な咬耗
毎日ジムで4時間のトレーニングをし，ガムを常時噛んでいる男性患者さん．下顎は骨隆起が頰舌側ともに進み，咬耗も著明である．aは頰側面観，bは下顎の舌側面観

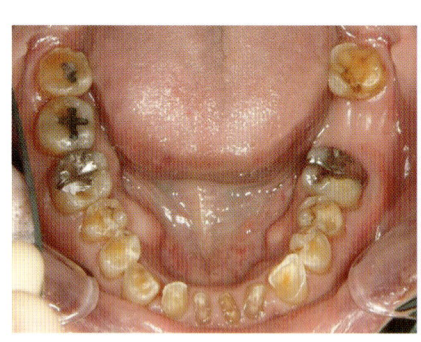

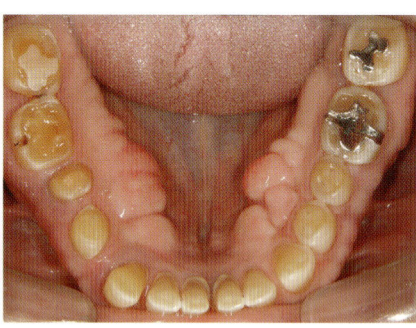

図 3-42　著明な咬耗
本人に自覚はない，あるいは認めようとされないが，数年に1回上顎のブリッジがポンティック部で破折したり，咬合面が穿孔してくる

図 3-43　ブラキシズムと酸蝕症
ブラキサーの患者さんが強酸性水で洗口することにより，咬耗と酸蝕が同時に進行してしまった

に入れているもののせいで，歯が溶けてしみるわけなので，そのことをまず知ってもらうために説明しなければならない．できれば排除したいところだが，ライフスタイルとして排除できないようであれば次善の策を講じなければならない．

2) ブラキシズム (Bruxism)

　私の思い込みかもしれないが，健康オタクで頑張り屋さんほどブラキサー (Bruxier) が多いように思う．毎日健康のためにジムで4時間汗を流し，咬合面がすっかりなくなってしまった患者さんもいれば (図3-41a, b)，歯軋りで咬耗が進みブリッジが何度もだめになっている患者さんもいる (図3-42)．しかも頑張り屋さんは頑固な人が多いようで，ブラキシズムを認めようとしないことが多い．さまざまな状況証拠を説明しても認めず，歯が何本も破折しても認めてもらえない場合があるのだ．

　そのような頑固な患者さんには最初からナイトガードの装着を勧めたりせず，患者さんの気づいていないような症状（噛んだら痛い，浮いた感じがする，あごがだるい，肩が凝る，起床時疲れが抜けていない，しみる等々）が出るようなら，ナイトガードで守ってやる方法もあるという程度に説明をとどめておくだけにしている．それだけで患者さんには「自分はもしかしたらブラキシズムをしているかもしれない」という小さな不安が焼き付けられ，少しずつ状況証拠に気づくにつれナイトガードの必要性を感じてもらえるかもしれない．もちろん日中のクレンチング予防のために脱力の仕方などもお話ししておく．

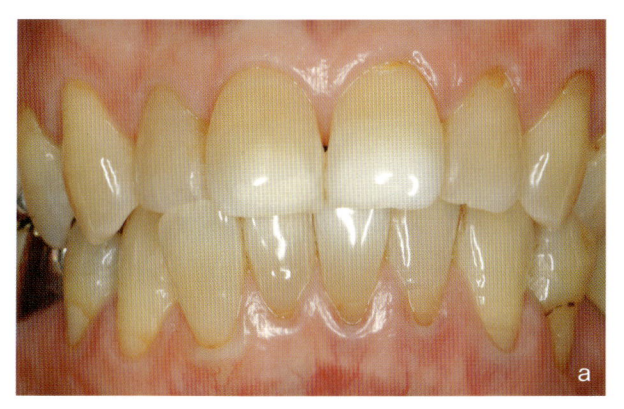

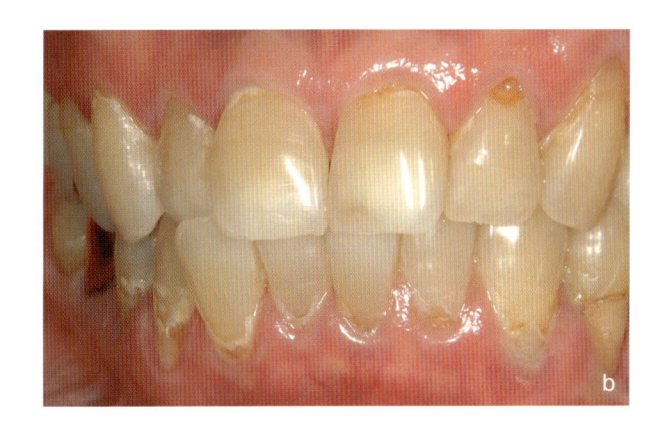

図3-44a，b 口腔乾燥症と酸蝕症
　シェーグレン症候群で唾液量が少ない患者さんが，強酸性水で洗口をしたため一気に歯根面の脱灰が進んだ．ご本人は唾液が少ないのでよりケアをしなければという強い想いで洗口された経緯があり，決して責めることはできない．**a**は強酸性水使用前，**b**は使用後の正面観

3）酸蝕症＋ブラキシズム

　ブラキシズムで歯が摩り減り，酸蝕症で歯が溶けるというダブルパンチも健康オタクでみられることがある（図3-43）．しかもそこにオーバーブラッシングが重なるので，歯の摩耗も加わってくる．実質欠損が大きくなれば齲蝕のない天然歯に補綴治療が必要になってくる．早期に発見して対処したいものである．

4）酸蝕症＋口腔乾燥症

　シェーグレン症候群のために唾液がほとんど出ない患者さんが，強酸性水で洗口するということがあった（図3-44a, b）．気づいたときにはすでに歯は実質欠損を起こし，修復治療が必要な状態にまでなっていた．患者さんは唾液が少ないので，強酸性水で守ってやろうというポジティブな気持ちで洗口をされていたのだ．全く責めたりできない状況で，患者さん自身もわれわれも大変ショックだった．唾液は酸による脱灰に対して対抗する最も大切な味方なのだが，その味方が弱いため，良かれと思って患者さんが強酸性水を使ってしまったわけである．肩を落としながら修復治療をし，患者さんには洗口を止めてもらった．この場合も修復をしたところのほとんどは歯根面であったことを付け加えておく．

● 歯肉退縮の監視

　歯肉退縮は測定しようと思えば相当細かい単位まで測定できるものの，実際はプロービングと同じレベルで測定することが多い．少なくとも私の医院ではそうである．そのため微妙な変化は捉えにくいので，口腔内写真を定期的に撮っておくことが大切だ（図3-45）．以前撮影した写真と比較して患者さんにも見てもらう．プロービング値などの数値よりもずっと説得力のある説明になる．

　"プラークを除去して炎症を防ぐ"という目標以外に，"磨きすぎによる歯肉退縮を防ぐ"というもう一つの目標があると気づいてもらうきっかけにもなる．上昇志向，健康志向の強い患者さんほど新たな目標が増えることに闘志を燃やしてチャレンジしてくだ

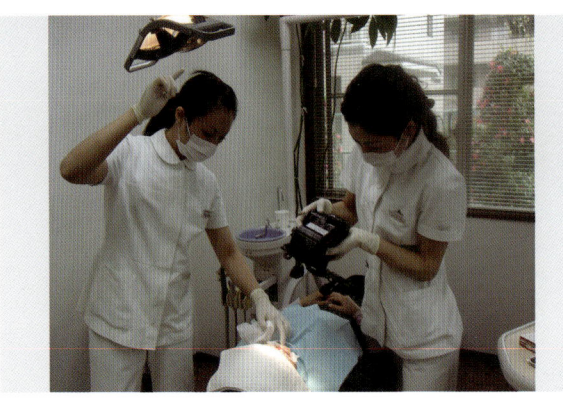

図 3-45 口腔内写真撮影
定期的に口腔内写真撮影をすることは歯肉退縮の監視においても大変重要である

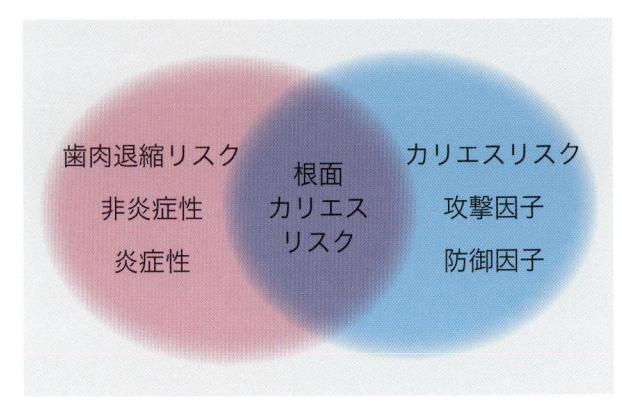

図 3-46 根面カリエスリスク
根面カリエスリスクは歯肉退縮リスクとカリエスリスクの交わりであるので，双方からリスクを捉える必要がある

さる．上昇志向も健康志向もそんなに強くない患者さんであれば，"じゃまくさい"と思われてしまいがちなので，"歯磨きはバランスが大切である"ということだけ伝われば十分だろう．"失った骨も失った歯肉も元にはなかなか戻らない"という言葉を添えて．

● もう一つの敵

歯肉退縮を認める患者さんで心配なことがある．それが根面カリエスである．根面カリエスは歯肉退縮リスクとカリエスリスクの重なりで生まれてくるものだ（図 3-46）．歯肉退縮は進行を抑えることはある程度できるものの，元の状態に戻すことは現実問題として難しい．つまり歯肉退縮を起こしてしまうと一生付きまとうということになる．ということはカリエスリスクが上昇するようなことがあると危ないということになる．

オーバーブラッシャーであればプラークコントロールは比較的良好なのでカリエスリスクは低い患者さんが多いが，それで油断していると痛い目に合うことがある．飲食などの生活習慣が変わってカリエスリスクが上がる人も出てくるし，そのきっかけが酸蝕だったりすることもある．また病気や投薬で唾液量が減少することもよくあることだ．このようなことは初診時にすでに認めることもあれば，何年もメインテナンスしている途中で起こることもある．"歯肉退縮は根面カリエスの序章"と心に刻んでおくべきであろう．

歯肉退縮を認める患者さんとの向き合い方について全くの私見を述べてきた．エビデンスレベルは最低だが，多少なりともお役に立てることができれば幸いである．後戻りできない状況が非常に多いので真摯に臨床から学ぶ姿勢も持ち続けたいところだ．

コラム 〜 構造主義的歯周治療学？

　私は構造主義を真剣に学んだわけではないし，その詳細もわからない．多岐の領域に渡っているため，詳細を学ぶことも不可能だという免罪符を使うずるさをお許しいただきたい．したがって，その構造主義に基づいて歯周治療を行うというような発想もないし，インテリジェンスもない．ただ構造主義の考えの根底に私の頭脳を共振させるものがあるので，その点について考察してみたい．

　「自分の考えの客観性を過大評価しない」この言葉をフランス文学者であり，作家でもある内田樹氏（ご本人は武道家と名乗っておられる）の著書で発見したときには，身が縮む思いがした．私にはこの言葉は"謙虚であれ"というような生易しいものではなく，"身の程を知れ"と突き放されたような衝撃であった．自分なりに論文を読んでできるだけ客観的な自分であろうと努め，"EBMぶって"いただけに衝撃はかなり強いものであった．

　内田氏の言葉を借りると私たちの目には必ず"ウロコ"が付いている．それが出発点である．別のいい方をすれば，外からの情報をインプットするときや，自分の内にあるものをアウトプットするときに，必ずバイアスがかかってしまうということである．公の情報として発信する医学論文では，出版バイアスの排除や複数の専門家によるチェックなどで，できるだけバイアスがかからないようにはしているが，それでも著者にも共同実験者にも専門家にもウロコはついている．いろいろ学んだあとにウロコが落ちたと感じることはあるが，実際は違うウロコに替わっただけである．

　自分ひとりが正しいと思っている人は，かなり頑固なウロコが付いている．しかもたちの悪いことに，そういう人はウロコが付いていることに気づいていない．カリスマ性のある人であれば，周りの人たちにも同じウロコを植え込んでしまうので，周りもその歪んだ虚像に気づかないのかもしれない．これは危険なことである．感染症医である岩田健太郎氏は著書のなかで「師を尊敬しても神格化してはいけない」と述べている．この場合の神格化とは，ウロコへの自覚を失った状態を意味するものと私は解釈している．

　さらに岩田氏は「私たちにできるのは，より客観的であろうと努力し，それでも客観的になりきれない自分の恣意的なありようについて意図的でいることだけである」と述べている．エビデンスの無いようなところでも，明確な決断をしなければならない医療行為の構えとして，心しておかなければならない言葉であろう．ウロコの存在を忘れては出世魚にはなれない…かも．

第4章
骨欠損のペリオリテラシー

10 ペリオリテラシーを上げるための
骨欠損のバイオロジー

● はじめに

　骨は常に入れ替わっている．なのにポケットの近くの骨は吸収に傾く一方通行だ．骨粗鬆症とは異なるこのバランスの崩れ方はどのように起こるのだろう？　歯周外科で骨欠損を直視したとき，X線写真で眺めたとき自然と湧いてくる疑問である．骨吸収に関する研究は骨芽細胞系と破骨細胞系に分かれて全世界で進められているが，歯周病における骨吸収に関して現時点でわかっていること，わかっていないことを整理してみたいと思う．

● 本来の骨形態と骨欠損

　そもそも歯周病で骨が吸収する前の骨形態はご存知だろうか？　歯周外科では骨が吸収した後の形態を見ているので案外お目にかかることが少ないかもしれない．ポイントはセメント・エナメル境（Cemento-enamel junction, CEJ）である．骨はこのCEJより根尖側1～1.5 mmのところにある（図4-1）．生物学的幅径の理論を思い出してほしい．CEJと骨は結合組織性付着の幅の分だけ離れているのである．生物学的幅径のデータを見ると，歯肉溝の深さや上皮性付着の幅に比べて結合組織性付着の幅は安定している．つまり個人差や部位差があまりなく，1～1.5 mm程度になっている．歯の全周にわたってこの幅が当てはまるので，結局，骨はCEJと平行に形作られていることになる．
　これをX線写真で見た場合はどうなるだろう？　X線写真では歯間部の骨しか写らないが，生理的状況ではCEJを結ぶラインと骨頂のラインは平行で，しかもそのラインは1～1.5 mm離れている（図4-2）．この距離が2 mm以上離れていれば骨吸収を起こしたと判断することになる．そしてCEJを結ぶラインと骨頂のラインが平行であれば水平性骨欠損（Horizontal bone defect）（図4-3），平行でなければ垂直性骨欠損（Vertical bone defect）というわけだ（図4-4）．

● どうして骨欠損ができるのか？

　ポケット内にいる歯周病菌をスタートとして，破骨細胞が骨を破壊するまでのプロセスはようやくその"一端"が解明されてきた．まだまだほとんどブラックボックスの中の話ではあるが，わかってきている部分について解説しておく．
　患者さんには「歯周病菌が骨を溶かします」というような表現を使うことがあるが，

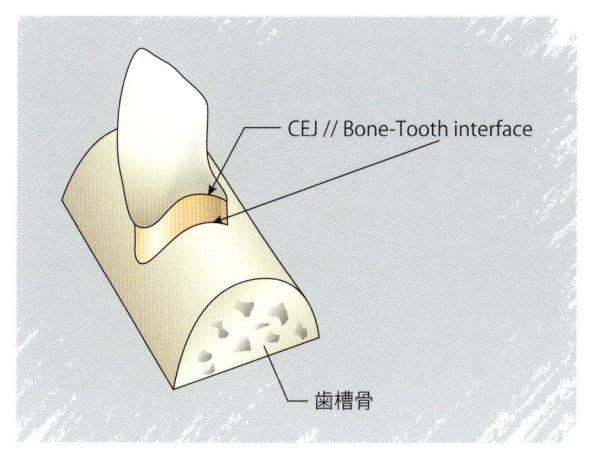

図4-1 CEJと骨の関係
CEJの根尖側1〜1.5 mmに骨があるのが生理的な位置で，骨と歯根の境界線（Bone-Tooth interface）とCEJは平行の関係にある

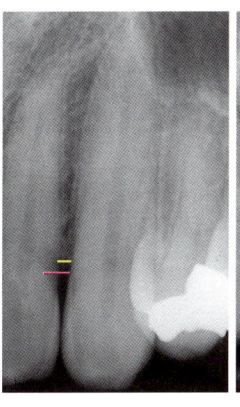

図4-2 X線上のCEJと骨の関係
隣在歯のCEJを結ぶ線（赤線）と隣接面の骨頂を結ぶ線（黄線）は，生理的な状況では平行で，1〜1.5 mm離れている

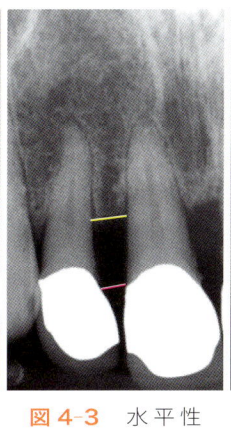

図4-3 水平性骨欠損
水平性骨欠損では赤線と黄線の平行性は維持されているが，距離が2 mm以上離れている

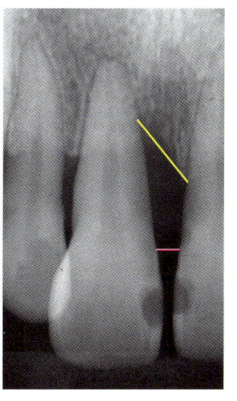

図4-4 垂直性骨欠損
垂直性骨欠損では赤線と黄線の平行性が崩れ，距離も2 mm以上離れている

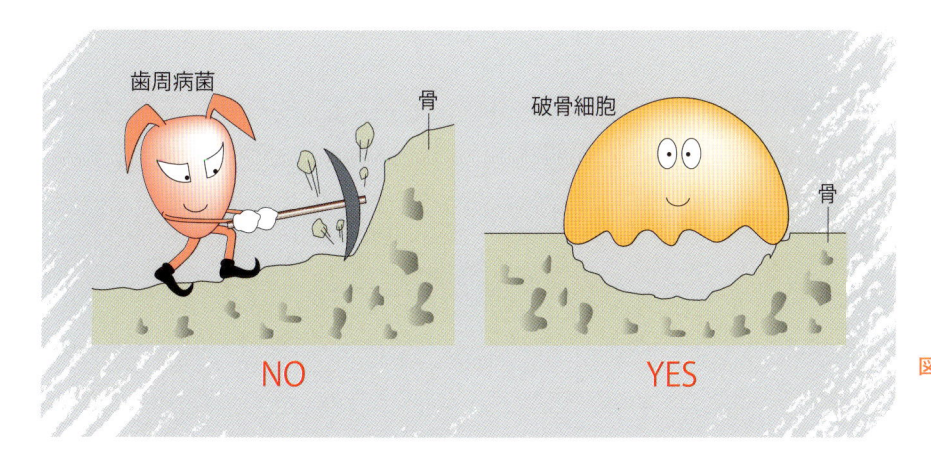

図4-5 骨破壊の実行犯
歯周病菌ではなく，破骨細胞が骨破壊の実行犯である

　それは厳密には正しくない．歯周病菌が"直接"骨を溶かすとは考えられていないからだ．では何が骨を溶かしているのか？　何を隠そう，自分の体の細胞である破骨細胞（Osteoclast）なのだ（図4-5）．自分で自分の骨を溶かすなんて自虐的な感じがするが，これはおそらく歯周病菌から逃げるための戦略のようである．ただしなかなか骨は逃げ切れないことが多く，骨が逃げた分だけポケットが深くなり歯周病菌はどんどん追いかけてくる（図4-6）．追いかけられると骨はまた逃げる．歯の根尖まで追いかけてきた歯周病菌は，それ以上追いかけられないのでそこで終了となる．一見骨が逃げ切ったように思えるが，それと同時に歯は脱落する．歯を支えることが歯槽骨の任務なので骨の負けということだ（図4-7）．
　話を元に戻そう．破骨細胞が骨を溶かしているのであれば，誰が破骨細胞に指令を出しているのであろう？　これが歯周病菌であれば話は早いのだがそうはいかないよう

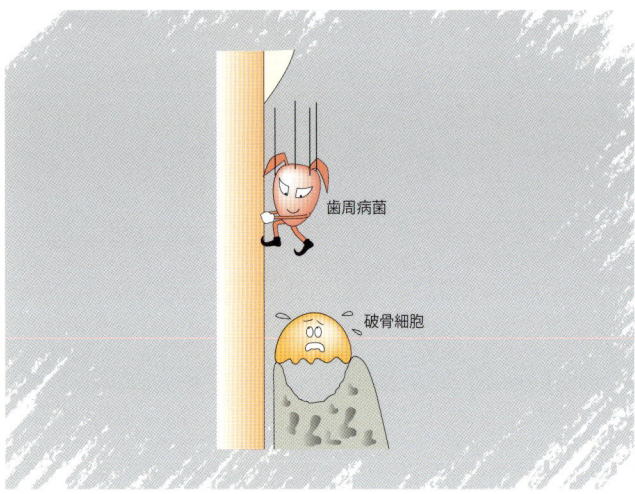

10 ペリオリテラシーを上げるための 骨欠損のバイオロジー

図4-6 歯周病菌と破骨細胞の追っかけっこ
歯周病菌から逃げるかたちで破骨細胞が骨を破壊するイメージが実際に近いと思われる

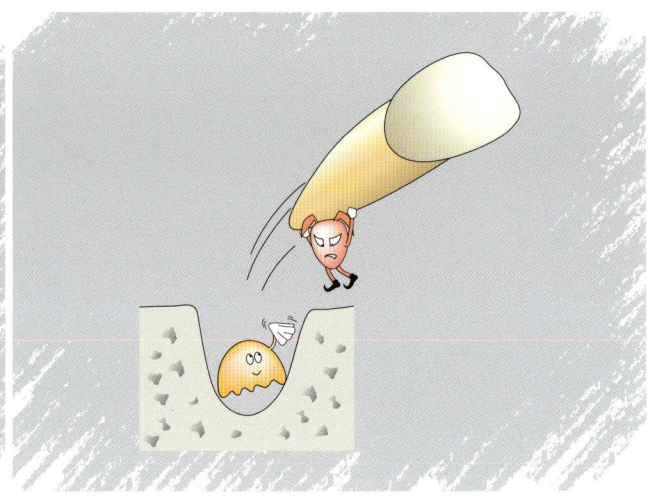

図4-7 追っかけっこの終焉
根尖の骨までなくなると歯が脱落するので歯周病菌は追いかけられなくなる

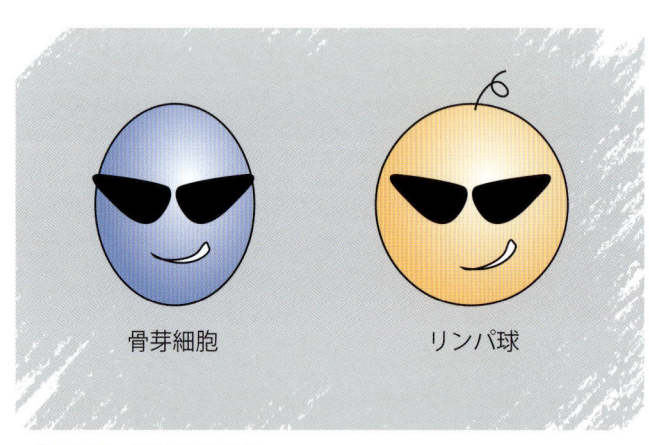

図4-8 骨破壊の黒幕
歯周病菌と破骨細胞の間には骨芽細胞とリンパ球という二大黒幕がいることがわかっている

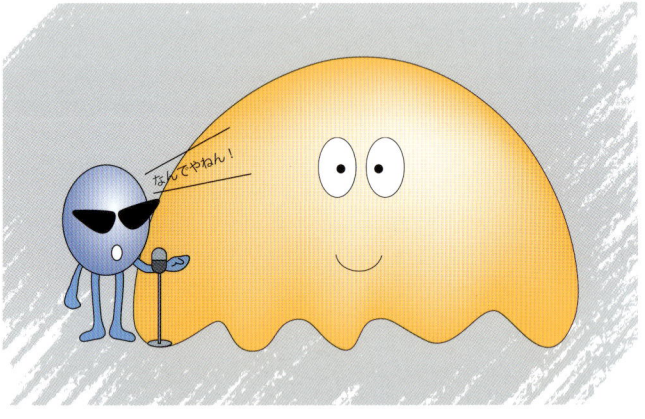

図4-9 骨破壊漫才のコントロールタワー？
骨芽細胞（あるいは骨芽細胞系細胞）は骨破壊のコントロールタワー役をしていると考えられている

だ．歯周病菌と破骨細胞の間に黒幕がいることがわかってきている．現在わかっている大物黒幕は二人．一人は骨芽細胞（Osteoblast），もう一人がリンパ球（Lymphocyte）である（図4-8）．

骨はリモデリングによって常に古い骨が壊され，新しい骨が作られている．古い骨を壊すのが破骨細胞，新しい骨を作るのが骨芽細胞である．漫才のようにボケとツッコミの責任分担をしているのだが，ネタを作ったり漫才全体をコントロールしているのが骨芽細胞である（図4-9）．破骨細胞は骨を食べるくらいしか仕事ができないのだが，骨芽細胞は実に多彩な仕事を任されている．骨を作るだけでなく，増殖因子や接着因子，各種タンパクも作っているし，さまざまなシグナルのレセプター（Receptor，受容体）も持っている．そしてこの多才な骨芽細胞は歯周病において骨吸収の指令を破骨細胞に出していることもわかっている．

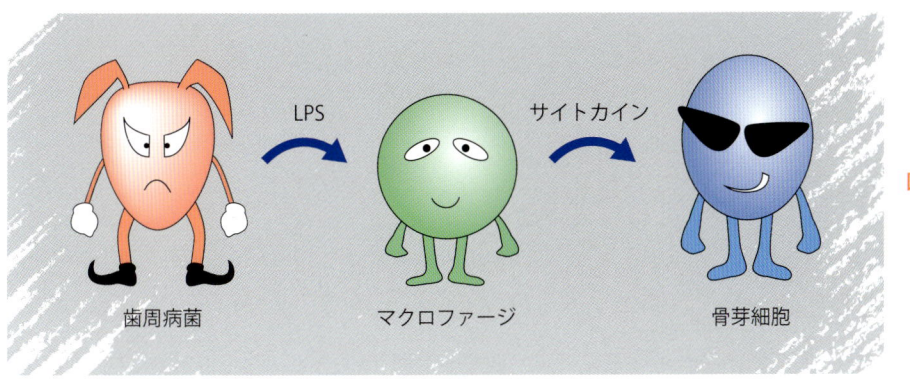

図4-10　骨芽細胞が操る骨吸収①
歯周病菌から放出されたLPSがマクロファージのレセプターに結合すると，マクロファージはサイトカイン（IL-1やTNF-αなど）を分泌して骨芽細胞に歯周病菌の存在を知らせる

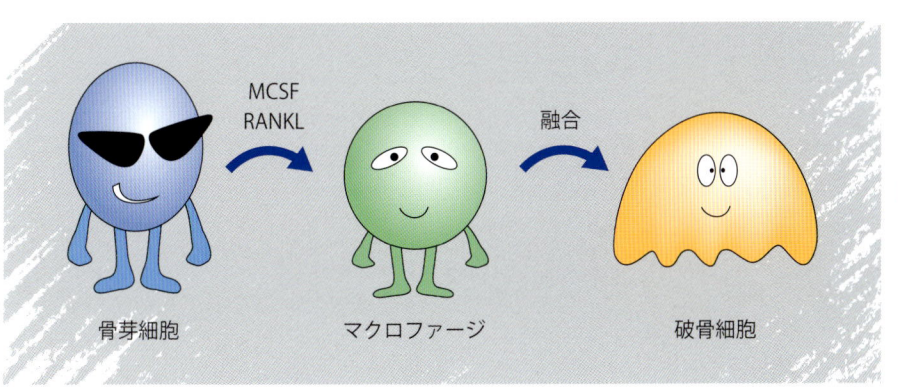

図4-11　骨芽細胞が操る骨吸収②
歯周病菌がいると連絡を受けた骨芽細胞はMCSFという分泌性のシグナルと，RANKLという細胞接触性のシグナルをマクロファージに送る．これによりマクロファージは融合して巨大な多核の破骨細胞に分化する

　歯周病菌から出たLPS（Lipopolysaccharide，リポ多糖）は歯周組織中のマクロファージ（Macrophage）のレセプターに結合することで，マクロファージからサイトカイン（IL-1やTNF-αなど）が分泌され，それが骨芽細胞に働きかける（図4-10）．マクロファージから敵（歯周病菌）がいるという情報をもらった骨芽細胞は，マクロファージに2種類のシグナルを出す．一つはMCSF（Macrophage colony stimulating factor）という物質で，マクロファージのMCSFレセプターに結合する．もう一つはRANKLという物質で，これは骨芽細胞から手のようにニョキっと出て，マクロファージの手（RANK）と握手をする．この二種類のシグナルを受け取ったマクロファージはなんとフュージョンする！　いくつかのマクロファージが融合することで多核の大きい破骨細胞になるのである（図4-11）．これが骨芽細胞という黒幕が操る骨吸収だ[1〜3]．

　もう一人の黒幕，リンパ球はどんな手を使うのだろうか？　歯周病菌由来の抗原を歯周組織中でパトロールしている細胞がキャッチする．そしてリンパ節でTリンパ球にその情報を伝える（図4-12）．パトロールしている細胞はTリンパ球に情報を伝えるので抗原提示細胞と呼ばれ，ランゲルハンス細胞やマクロファージ，Bリンパ球などが担当するが，この中でランゲルハンス細胞がその道のプロである．情報を受けるTリンパ球は元々その抗原担当のリンパ球である．つまり，たくさん種類のあるTリンパ球の中からその抗原担当の（＝抗原特異的な）リンパ球が選択されるのだ（＝クローン選択説）．歯周病菌由来の抗原に対して特異的なTリンパ球はマクロファージにRANKLの指令を出すことでマクロファージがフュージョンする．そして破骨細胞ができあがるわけであ

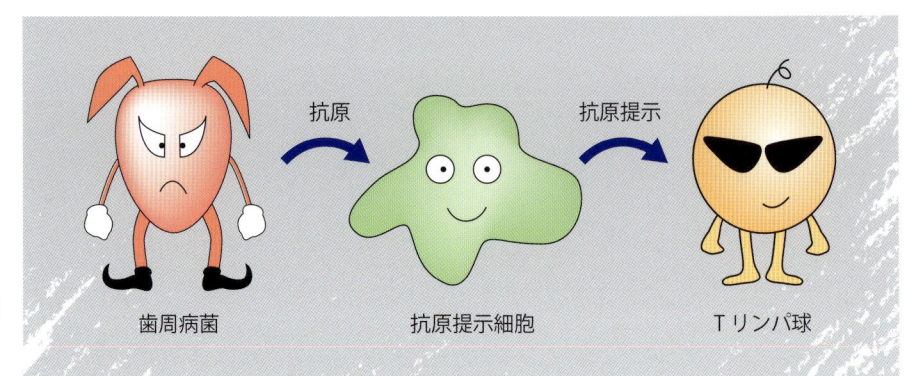

10 ペリオリテラシーを上げるための 骨欠損のバイオロジー

図 4-12　リンパ球が操る骨吸収①
歯周病菌由来の抗原を抗原提示細胞が捕獲，処理して抗原特異的なリンパ球が選ばれる

図 4-13　リンパ球が操る骨吸収②
リンパ球はマクロファージにシグナルを送ることでマクロファージの融合を引き起こす．これにより破骨細胞ができあがる

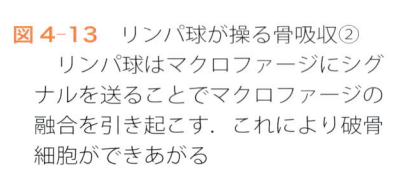

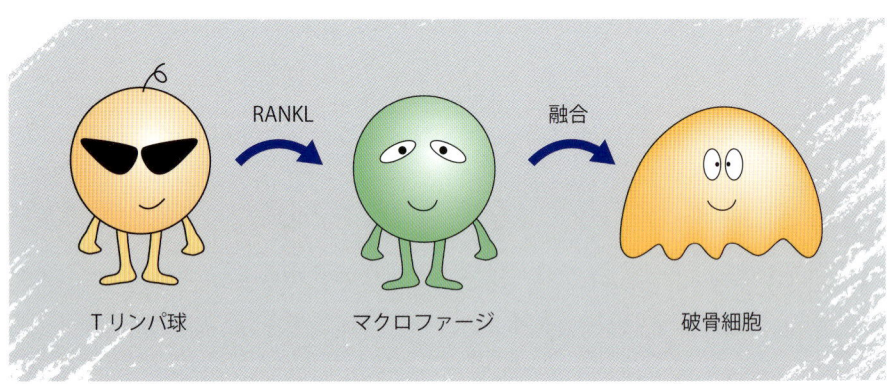

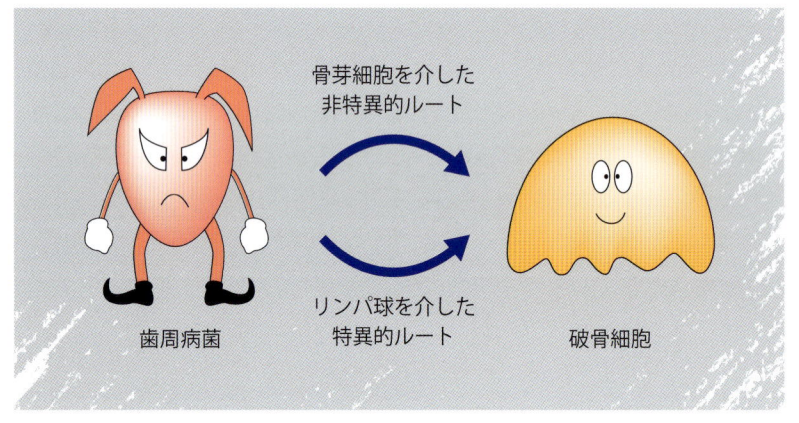

図 4-14　歯周病菌から破骨細胞までのルート
まだまだブラックボックスの中ではあるが，図 4-10, 11 で示した非特異的なルートと図 4-12, 13 で示した特異的なルートが存在することがわかってきた

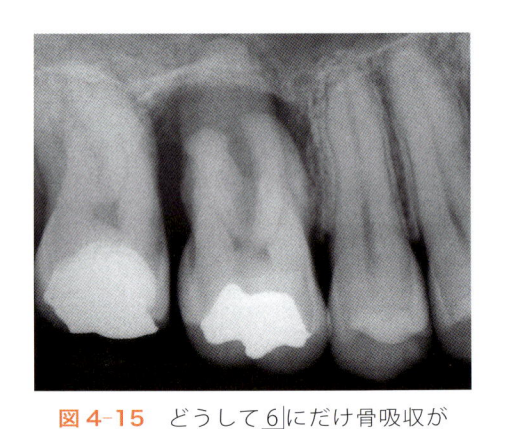

図 4-15　どうして6|にだけ骨吸収が起こったのか？
さまざまな推察はできるだろうが，あくまで推察である．歯周病における骨吸収（あるいは付着の喪失）の部位特異性はいまだに謎が多い

　る（図 4-13）．これがもう一人の黒幕であるリンパ球が操る骨吸収である[4]．
　骨芽細胞が操る骨吸収では LPS がマクロファージ上のレセプターに結合するだけなので非特異的な破骨細胞活性化である．それに対してリンパ球が操る骨吸収では抗原特異的な T リンパ球が選ばれるので特異的な破骨細胞活性化になる．つまり歯周病における骨吸収には，出発点は歯周病菌であっても，その後のプロセスは非特異的なルートも

図4-16 部位特異的感染？
　萌出のタイミングと歯周病菌の伝播のタイミングが合えば，部位特異的な感染があり得るかもしれない

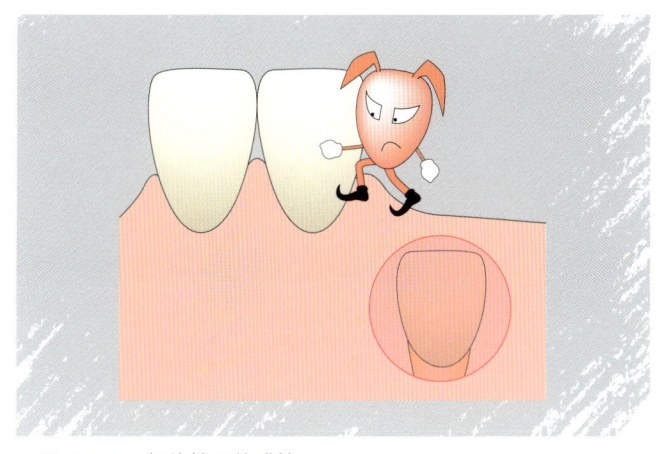

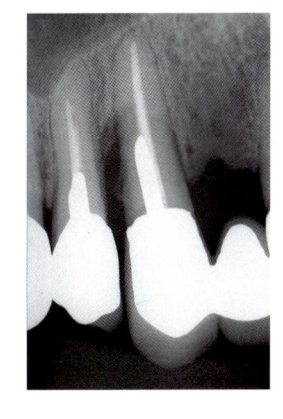

図4-17 セメント質剥離？
　3|の遠心に限局して骨吸収を認める．セメント質剥離がきっかけになった可能性があるかもしれない

あれば特異的なルートもあるということになる（図4-14）．

● どうして"そこに"骨欠損ができるのか？

　分子生物学の進歩のおかげで歯周病菌から破骨細胞までのプロセスの一部がわかり，歯周病における骨吸収が一気に理解できるようになった…わけではない．おそらくはこのプロセス自体，ほんの一部かもしれないし，もっと複雑なプロセスが間に介在するかもしれない．そしてそれ以上によくわからないのが，この項のテーマである「どうして"そこに"骨欠損ができるのか？」ということである．ほとんどの歯周病では"ある部位だけ"が骨吸収する．部位特異的などと表現されるこのような発症の仕方は今のところよくわかっていない（図4-15）．

　"歯周病菌の感染自体が部位特異的"という考え方がある[5]．歯周病菌がすべての歯肉溝に均等に拡がるというのも不自然な話で，同じ場所にいても風邪にかかる人とかからない人がいるように，歯周病菌の感染を受ける歯肉溝とそうでない歯肉溝があっても不思議でない．ではその感染は全く確率論的なものなのだろうか？　たとえば昔の病名で限局性若年性歯周炎というのがある（病名は古いが病態は現存する）．これでは上顎前歯と第一大臼歯に特異的に骨吸収が起こる（図4-16）．どうしてこの部位だけに発症するのだろうか？　昔から言われているのは萌出時期が同じなので，萌出したそのときに感染を受け，他の歯が萌出する頃までに免疫ができたのではないかという仮説である．なるほどそれだと理屈は通る．免疫ができなければ全顎的な若年性歯周炎になるわけだ．

　しかしながら萌出のタイミングだけで説明できない骨吸収のほうが実際は圧倒的に多い．他に部位特異的感染を起こす原因はないのだろうか？　その候補として考えられるのが歯根，特にセメント質の形成不全やセメント質剥離などがある（図4-17）．通常，前者は左右の差が出にくいはずだが，後者であれば単独でも起こる可能性がある．ただ少なくともX線写真で見た範囲では骨吸収を起こしているところが必ずセメント質剥離をしているかというと疑問である．

　スーパーインフェクション（Superinfection）はどうだろう？　ウイルスによる先行

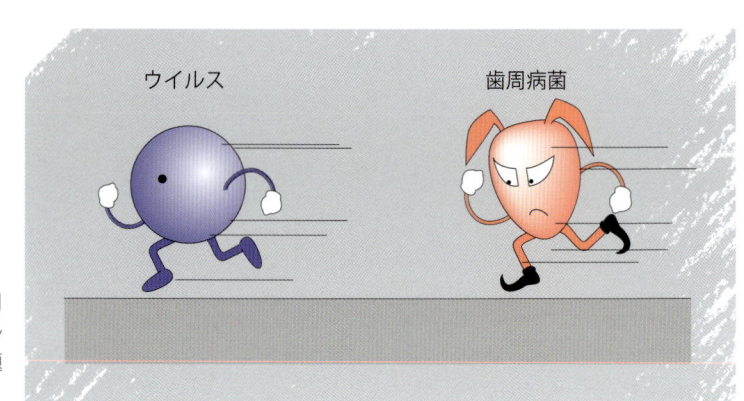

10 ペリオリテラシーを上げるための 骨欠損のバイオロジー

図4-18 スーパーインフェクション
ウイルス感染により歯肉溝上皮が破綻すると歯周病菌感染の温床となる可能性がある．ただしウイルス感染がどのように部位特異的に起こるかは別問題である

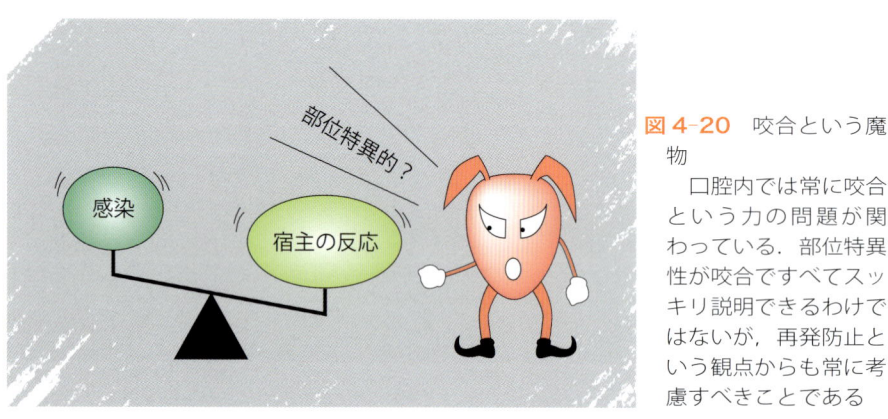

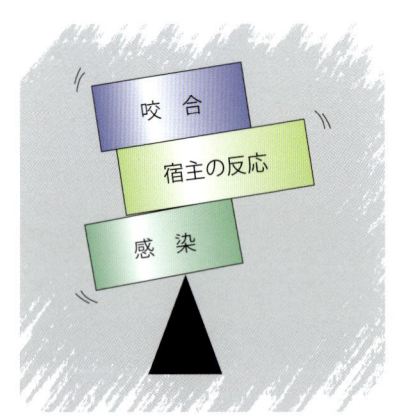

図4-19 部位特異的反応？
局所免疫の相違が病態の進行に関係している可能性がある

図4-20 咬合という魔物
口腔内では常に咬合という力の問題が関わっている．部位特異性が咬合ですべてスッキリ説明できるわけではないが，再発防止という観点からも常に考慮すべきことである

感染のあった部位で歯肉溝上皮の破壊などがあって，そこだけ歯周病菌の感染が起こったという考え方である（図4-18）．実は限局性若年性歯周炎の発症をこのスーパーインフェクションで説明しようという意見もある．確かに魅力的なコンセプトで歯周病の発症を考えるうえでも画期的ではあるが，今のテーマ「どうして"そこに"骨欠損ができるのか？」という答えにはなりにくい．「ウイルスがどうして部位特異的に感染したのか？」という問題にすり替わるだけだからだ．

感染が部位特異的と考えるのではなく，宿主の反応が部位特異的と考えるのはどうだろう（図4-19）？　たとえば歯肉溝浸出液中（GCF）の抗体価を見ても部位によってばらつきがあるので，免疫反応が部位特異的というのも十分あり得る．抗体というのは歯周組織の局所で作られるものと，他の部位で作られて血中を流れてやってくるものがある[6]．なので抗体価が高いときに，それはどちらの抗体価が上がっているのかということも問題になるだろう．局所由来抗体の産生量が上がることもあるだろうし，血中の抗体産生量が上がることもあるだろう．GCF量が増加した結果，血中由来の抗体量が上がるということもあるかもしれない．話が複雑になるが，細菌によっては（*P gingivalis*が有名）抗体を分解してしまうツワモノがいるので，抗体価の上下と細菌の感染が必ずしもリンクしないのもややこしい．

また，われわれの細胞のDNAやヒストンタンパクは，環境や他の影響でさまざまな修飾を受ける．たとえば，遺伝子プロモーター中でシトシンがメチル化を受けると，その部分には転写因子が結合できなくなるので，遺伝子に鍵がかかってしまう．逆にメチル化が取れて遺伝子が働きだすこともある．このような遺伝子のメチル化が部位によって異なれば，細菌感染に対して反応が異なることは容易に想像できる．エピジェネティクスの研究はペリオの世界にはまだ押し寄せていないが，数年のうちにどんどん研究結果が発表されていくことと期待している．どちらにしても結論が出ない雲行きになってきたので，宿主の反応に部位特異性を求める議論もサスペンディッド．

　部位特異的感染や部位特異的免疫反応をひとまず置いておいて，別の考え方に話を移そう．咬合や悪習癖である．過剰な咬合力は咬合性外傷として炎症の進行を変え，それにより垂直的な骨吸収が起こるというGlickmanらの共同破壊説が発表されたのはもう50年ほど前の話である[7]．その後，咬合性外傷についての議論はLindheらとPolsonらの間でプラークの存在下で咬合性外傷が働くと骨吸収を起こすという結論は出たが，付着の喪失が必ず起こるかということに関しては異なる結論になったままだ[8〜11]．動物実験のプロトコールが異なるので結論が異なるのは仕方がないが，どちらにしてもプラークと咬合性外傷で骨吸収が起こると考えて話を進めよう．骨欠損のあるところに必ず咬合性外傷が存在したのかといえば疑問であるが，感染に咬合の問題が重なったのではないかということは否定できない（図4-20）．もしかしたら前述の部位特異的感染に咬合力が重なって"いた"可能性もある．上下顎の対向関係である方向への力が働いて"いた"かもしれない．過去形であるところがミソである．

　骨欠損は結果であるので，感染や咬合力を原因と考えた場合，過去にさかのぼって考えることになるのだが，なかなか想像力の及ばないことが多いように思う（筆者の想像力が乏しいだけかもしれないが…）．骨欠損ができている部位ではもうすでに動揺していたり，歯が移動していたり，咬耗していたり，クラウンが入っていたりして元の咬合がわからない場合もある．元の状態を仮に維持していたとしても，どう見てもつじつま合わせの上手くいかない骨欠損も多い．そこに動揺やオープンコンタクトによる食片圧入なども関わってくるともっと話が複雑になるし，食片圧入があるからということで暴力的な爪楊枝の使用があると，もっともっと話が複雑になって私の知性では追いつかなくなってしまう．

　結局，一般論としてどうして部位特異的に骨欠損ができるのかというのは結論を保留せざるを得ないのではないだろうか？　しかしながら，日々の臨床の中で，現在の病態から過去の原因を考える思考は常に続けるべきだと考える．なぜなら原因を考えずして再発予防はあり得ないからである．どうしてここに骨欠損ができたのかという疑問をもつ歯科医師しか，進行抑制や再発抑制というご褒美にありつけないのではないだろうか？

　尻切れトンボのような歯切れの悪い終わり方になってしまった．しかし"わからない"という知性はわかるようになるために必須であるし，"わかっている"と思った時点で知性の発展はストップしてしまうものだ．言い訳モードばればれかもしれないが，"わから

ない"という発展性のある形で骨欠損に関するバイオロジーの話の筆を置きたい．次項では骨欠損に対するテクニックを"わかるように"解説する．

文　献

1) Yasuda H, et al. Osteoclast differentiation factor is a ligand for osteoprotegerin/osteoclastogenesis-inhibitory factor and is identical to TRANS/RANKL. *Proc Natl Acad Sci USA*. 1998；**95**（7）：3597-3602.
2) Simonet WS, et al. Osteoprotegerin：a novel secreted protein involved in the regulation of bone density. *Cell*. 1997；**89**（2）：309-319.
3) Lacey DL, et al. Osteoprotegerin ligand is a cytokine that regulates osteoclast differentiation and activation. *Cell*. 1998；**93**（2）：165-176.
4) Kong YY, et al. OPGL is a key regulator of osteoclastogenesis, lymphocyte development, lymph node organogenesis. *Nature*. 1999；**397**（6717）：315-323.
5) Socransky SS, Haffajee AD. Periodontal microbial ecology. *Periodontol 2000*. 2005；**38**：135-187.
6) Ebersole JL, et al. Humoral immune responses in gingival crevice fluid：local and systemic implications. *Periodontol 2000*. 2003；**31**：135-166.
7) Glickman I, et al. Inflammation and trauma from occlusion, co-destructive factors in chronic periodontal disease. *J Periodontol*. 1963；**34**：5-10.
8) Lindhe J, et al. Influence of trauma from occlusion on progression of experimental periodontitis in beagle dog. *J Clin Periodontol*. 1974；**1**（1）：3-14.
9) Nyman S, et al. The effect of progressive tooth mobility on destructive periodontitis in beagle dog. *J Clin Periodontol*. 1978；**5**（3）：213-225.
10) Polson AM, et al. Trauma and progression of marginal periodontitis in squirrel monkeys.Ⅲ Adaptation of interproximal alveolar bone repetitive injury. *J Periodontal Res*. 1976；**11**（5）：279-289.
11) Polson AM, et al. Trauma and progression of marginal periodontitis in squirrel monkeys.Ⅳ Reversibility of bone loss due to trauma alone and trauma supreinposal upon periodontitis. *J Periodontal Res*. 1976；**11**（5）：290-298.

コラム ～文章を書くということ

　高校時代，いつも現代国語のテストで赤点ぎりぎりだった私は，この世にどうして現代国語なんていう科目があるのかと腹立たしく思っていた．しかし途中から，悪い点数の答案用紙を部室で披露して"お笑いネタ"にするようになった．もちろん受験では理系で，国語の負担が減ることに喜びを感じ，その分，数学や物理学の問題を解く時間（＝至福の時）を増やせる喜びに浸ることができた．そんな私がよりにもよって原稿を書くというような仕事をするなど，誰が予想できたであろう．2012年9月現在で，今までに書いた原稿は230編．19年間，毎月原稿を掲載していることになる（この文のようなコラムは除く）．

　勉強したことを忘れないようにまとめる作業をすることはないだろうか？　私も大学を卒業して何年かは読んだ論文をまとめる作業をこまめにしていた．それは図らずも現在の私のエビデンスを築く礎となった．そのときはただ単に忘れないように形に残しておき，いつでもチェックできるようにしておこうと考えていただけである．しかしながら，今では文章を書くことは，自分のインテリジェンスを磨く重要な作業であると認識している．

　頭の中でなんとなく考えていることを文章に具現化するのは，かなり高次元の作業である．頭の中にはおそらくいろんな情報や考えが散在しているはずで，脳のあちらこちらのネットワークに書き込まれている．それを言葉が1次元的に，つまり直線的に並べられた文章に次元を下げて表現するのである．"3次元的"に脳に存在することを，いきなり"1次元"まで格下げするということになる．しかも格下げした文章を読み直したときに，脳のネットワークと不調和が起こらないようにしなければならない．もし不調和が発生すると，読んだときの違和感というシグナルが発生し，首を傾け，ため息をつき，もう一度仕切りなおす勇気を鼓舞しようとすることになる．

　文章は基本的に前から読んでいくので，その順番に言葉が解凍されて3次元的に読者の脳の中にひろがっていかなければならない．実際，上手く解凍されるかどうかは，3次元的なネタを脳の中に持っている本人のネットワークに流してみて，違和感というシグナルが発生しないかどうか確認するしか方法はない．そのため自分の考えを述べたいという思いが強いほど，推敲という作業が必要になってくる．少なくとも私の脳ではそうである．一気に文章を書いて推敲をしないというのは，よほど時間がないか，達成感で知性が希釈されているとしか考えられない．

　脳のネットワーク上に散在的に書き込まれた知識や考えを，上手く結びつけて体系化できる能力は"教養"と呼ばれる．ネットワーク上の知識をそのまま外に出してくるのは単なる"雑学"である．文章を書くということは，本を読むこと以上に自分の教養に磨きをかける．自分でも感心するような文章を書いたとき（めったにないけど），自分の知性が格上げされたと錯覚するくらいの感動もある．日記のように自分を追い込み漁に掛けるのではなく，気軽に自分のプライベート・エッセイを書いてみるのはどうだろう？　きっと今までに経験したことのない爽快感に包まれることと思う．一度お試しあれ．

11 ペリオリテラシーを上げるための骨欠損治療のテクニック

● はじめに

　本書第2章の3と4の項でポケット療法を解説した．骨欠損治療はこのポケット療法と同時に行うものである．できればこれらを読み直してから本項を読んでいただきたい．軟組織と硬組織は密接な関係があって，別々には扱うことができない．そのためここでの内容はポケット療法の仕上げと考えてもらいたい．

● 骨欠損治療のゴール

　骨欠損といっても一般的に水平性骨欠損と垂直性骨欠損がある．垂直性骨欠損への対処法をマスターすれば，水平性骨欠損への対処法はおのずと理解できるはずである．そこで今回は，垂直性骨欠損に対するアプローチについて言及することにする．ほかにも矯正的に歯を動かして骨欠損を改善する方法があるのだが，それは誌面の都合上割愛させていただく．

　垂直性骨欠損をイメージしてもらいたい．垂直性骨欠損と深いポケットはとても相性が良いので，通常，治療介入しないかぎり垂直性骨欠損には深いポケットが同伴する．この生理的な形態から外れた病態をどのように修正できるか，R領域（Result related region）の治療オプションを考えてみよう．

　理想は元に戻ることである．歯周治療のタイムマシーンはまだ発明されていないので，今のところ完全なる復活は無理だが，条件がそろえばある程度できるようになってきた．その目的で行う治療が再生療法である（図4-21）．

　次善の策は，とりあえず残っている骨はそのまま保存し，深いポケットだけ処理するという方法である．それが組織付着療法ということになる（図4-22）．垂直性骨欠損は残ることになるが，長い接合上皮によってポケットが浅くなり安定化する．上手くいけば部分的な骨再生も期待できる．歯肉の位置が下がりにくいので審美的にも有効である．

　なくなってしまった骨はあきらめて，とにかく骨吸収のリスクを究極まで下げる方法がある．それが切除療法である（図4-23）．骨がなくなっているにもかかわらず，さらに出っ張っている骨を削るには勇気がいるが，術後の安定は抜群である．

　以上，骨欠損に対する外科的アプローチにも3種類あり，それぞれにメリット，デメリットがある．そしてさらに手術をせずにアプローチする非外科療法も，日常臨床では採用することが多い．これらについて順に解説していく．

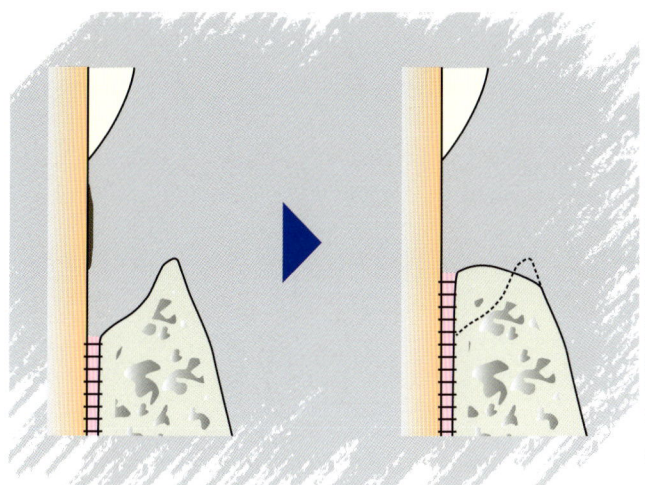

図 4-21　再生療法のゴール
　新付着による付着の獲得と骨の再生を目指す

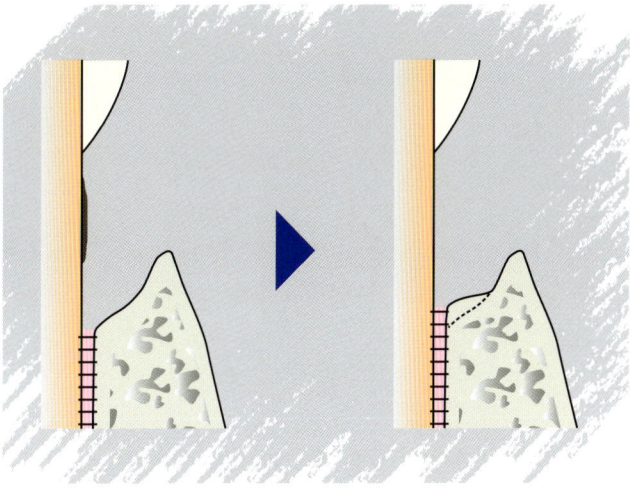

図 4-22　組織付着療法のゴール
　基本的に骨欠損には触らないが，結果として欠損底に多少の再生は期待できる

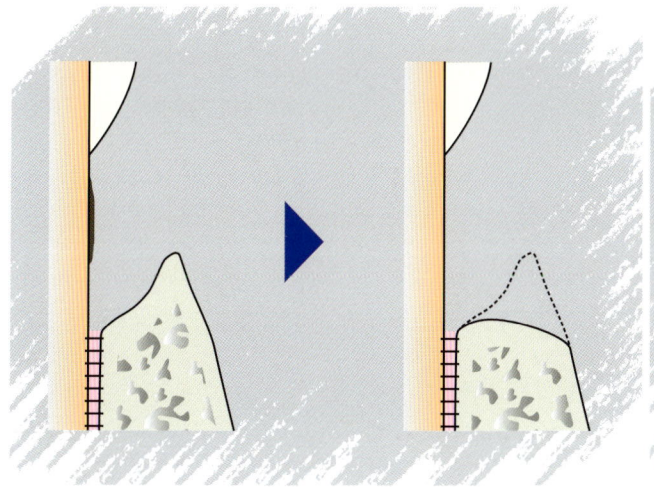

図 4-23　切除療法のゴール
　骨欠損の出っ張りを削ることで欠損をなくす

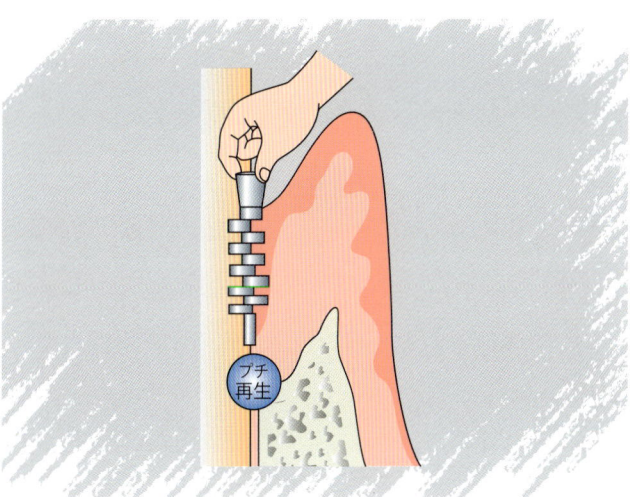

図 4-24　LJE によるジップアップ
　骨欠損底で一部再生が起こることはあるが，非外科療法ではうまくいって LJE による治癒である

● 骨を触らないマジックパワー

　多少の骨欠損があっても手術をせずに非外科的にマネージしていくことは，実際問題多いと思う．垂直性骨欠損を認めるような部位にスケーリング・ルートプレーニング（Scaling/Root planing, SRP）だけ行い，後はセルフケアに任せた場合どうなるだろうか？　条件にもよるが，SRP が理想的にできたとして…LJE による治癒である[1]．つまり長い接合上皮（Long Junctional Epithelium）によるジップアップ（Zip up）が起こる可能性が高い．根尖付近では多少の再生が起こるかもしれないが，再生が起こる前に上皮が乱入してくるため頻度や範囲は限られたものになる（図 4-24）．

　ただ，場合によっては X 線写真上，骨再生が起こっているように見えることがある

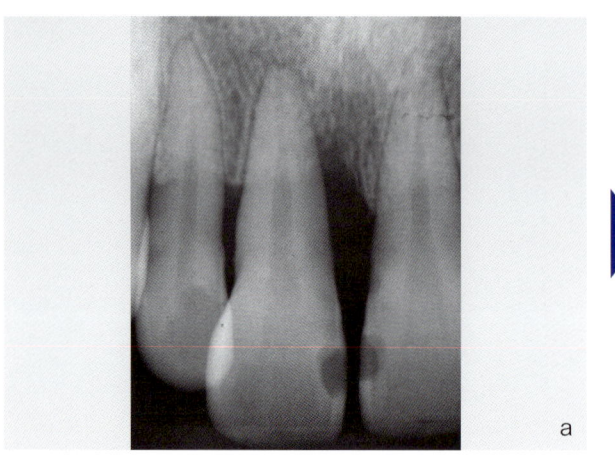

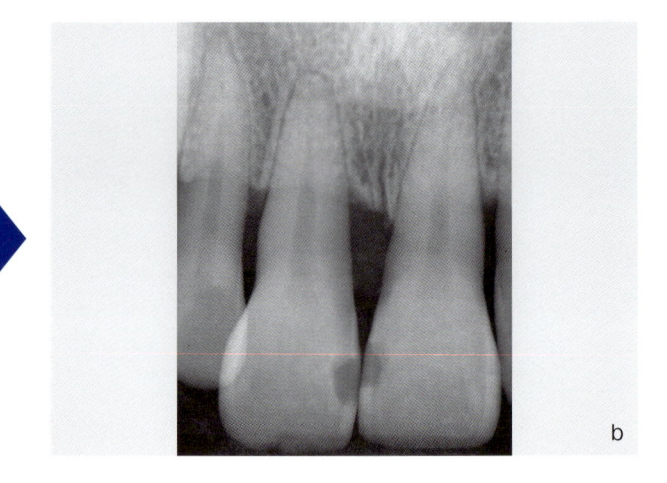

11 ペリオリテラシーを上げるための 骨欠損治療のテクニック

図4-25a, b 非外科療法によるX線写真上の変化
スケーリング・ルートプレーニング（SRP）によりX線写真上，骨が再生しているように見えることがある．多くは炎症が軽減してX線透過性が下がっただけというぬか喜びである．**a**はSRP前，**b**はSRP後のX線写真．SRPで改善はしているが，完全な再生とは考えていない

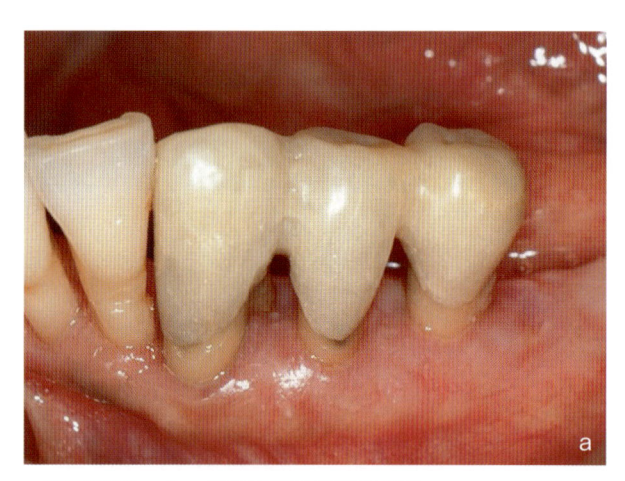

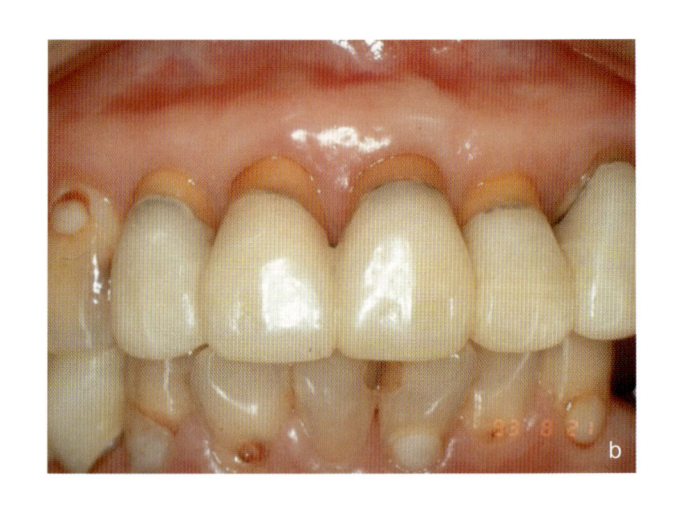

図4-26a, b 切除療法後の歯肉退縮
切除療法では骨も歯肉も下げるので，術後の歯肉退縮が著明である．これにより知覚過敏リスク，根面カリエスリスク，審美障害リスクが発生する．**a, b**ともに切除療法後の状態で，プロビジョナルレストレーションのマージンはまだ変更していない．つまり露出した歯根面分だけポケットが浅くなったものの，歯肉退縮が発生している

（図4-25a, b）．これをもって骨再生の証拠とするのは危険である．X線写真上透過性が低下するというのはX線の吸収，散乱が変化したということを意味するだけで，本当の骨再生を意味するものではない．ただ少なくとも炎症が軽減し，ミネラルが骨組織に復活してきている証拠ではあるので，とても良い傾向である．患者さんと一緒に喜ぶべき状況だろう．

● **骨がないのに骨切除？**

最も確実に骨欠損をなくす方法は切除療法である．この場合，軟組織マネジメントに加え，骨に対しては出っ張った部分を削るという処置を行う．つまり骨レベルを最も低いレベルに合わせて生理的な骨形態を目指すわけである（図4-23）．
このように処理した後はシャローサルカス（Shallow sulcus）ができるため，さらに

再発の起こりにくい状態を作り出すことができる．"良いことずくめ"のような切除療法だが，案外"良くないことずくめ"でもある．骨を下げ，歯肉を下げるわけだから，歯根露出が大きい（図4-26a, b）．そのため審美的要求の強いときには採用できないし，根面カリエスリスクの高い患者さんにはできない．天然歯で行うと知覚過敏に悩まされることもある．基本的な治癒形態は歯肉退縮である．

【骨切除・骨整形のポイント】
- ■ 局所的には，CEJと平行に骨形態を整える（図4-27）
- ■ 全体的には，滑らかな骨レベルを心がける（図4-28a, b）

支持骨を削ることを骨切除，支持骨でない部分を削って生理的な骨形態にすることを骨整形という．どちらにしてもほとんどはバーを用いて削っていくことになる．十分な注水を心がければ，ダイヤモンドバーであっても，カーバイドバーでも治癒に大差はない．歯根面に近い部分の骨は，バーで削ろうとすると歯根面を傷つける可能性があるので，通常はわざと残すようにする．そして2番のチゼルで歯根面に残った骨と結合組織性付着（これをWidow's peakという）を除去する．これを怠ると，削り残した骨と同じような形に歯肉が治癒してしまう．バーの後はチゼルと覚えておきたいものだ（図4-29）．

● 骨欠損の修正はあきらめる

いきなり試合放棄というわけではない．骨欠損に対してはあえて触らず，その部分がLJEで治癒するように"祈る"方法で，組織付着療法がこれにあたる（図4-22）．骨へのアプローチはしなくても，上手くいけば1mm程度の骨再生が起こることもある[2]．前述の切除療法に比べて根面露出が少ないため，審美障害や根面カリエス，知覚過敏などの問題が抑えられる（図4-30）．フラップを元の位置に戻そうとするときに，骨欠損の形態のために戻りにくい場合は若干骨を削除するが，基本的にはC領域（Cause related region）中心の処置である．基本的な治癒形態は上皮性付着による付着の獲得で，できあがる歯肉溝はディープサルカス（Deep sulcus）と呼ばれている．

● できれば元の鞘に戻したい

誰でも若いときに戻りたいものだ．歯周組織もできればリセットしてみたいと思うのは万人の思いであるはずだ．再生療法はそのような思いを"少しだけ"かなえてくれる可能性がある．

膜を用いるGTR法やエムドゲイン®を使うEGR法，骨移植材を使う方法などいくつかあるが，どれにしても100%再生するわけではない．データにもよるが，だいたい60〜80%程度といったところだろう．しかもこの再生というのは骨欠損底からの再生である．いわゆる骨頂からの再生というわけではないということをお忘れなく．改善度によりシャローサルカスに近い形態で治ったり，ディープサルカスで治ったりする．

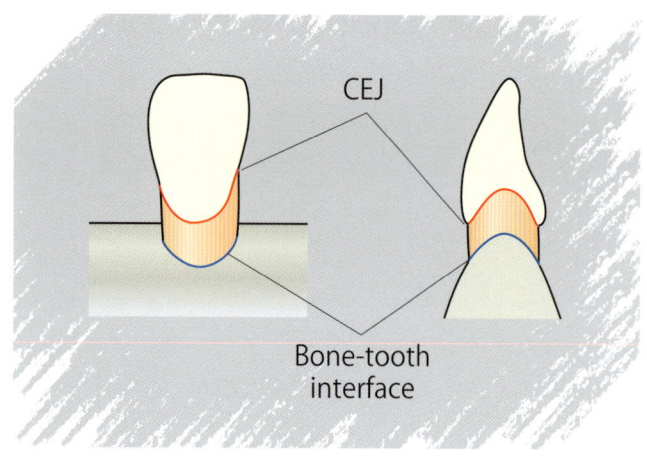

11 ペリオリテラシーを上げるための 骨欠損治療のテクニック

図4-27 局所的な骨整形のゴール
CEJとの距離が一定になるよう骨を切除していく．また咬合面観で歯間部が凹み，隣接面観で極端な骨の棚が認められないことも大切なポイントである

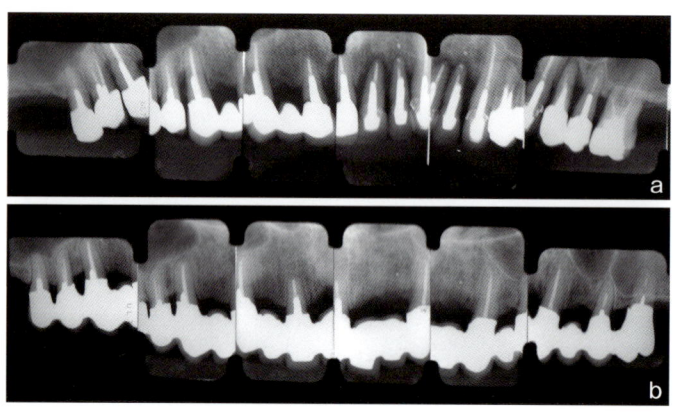

図4-28a，b 全体的な骨整形のゴール
全体的に骨頂が滑らかなラインになるように骨を切除していく．凹んだところはポケットの再発につながるからだ．aは初診時，bは治療終了時のX線写真

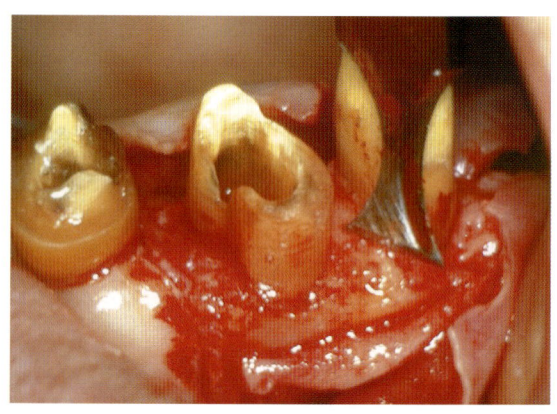

図4-29 骨整形の仕上げ
バーによる骨の切除の後は，根面に残存する結合組織性付着をチゼルを用いて除去する．これを怠るとその部分の歯肉が増殖してくる

1）GTR法（Guided Tissue Regeneration）

　膜で骨欠損を覆い，再生のためのスペースを作る処置である．そのスペースは血餅で満たされていることが必須で，それが困難な場合は骨移植材を填入することもある．膜には吸収性と非吸収性があって再生量に大きな差はない．非吸収性膜は除去が必要なので手術は2回になる．

　膜はスペースを作るために用いるのであって，再生の主役は血餅である．血餅の中では血小板が凝集するときに再生のためのシグナルとなる増殖因子が放出される（図4-31）．これで再生のスイッチが入るわけである．骨欠損部は，血餅→肉芽→新生骨という順番に変貌を遂げることになる（図4-32）．

　GTR法では骨欠損に合わせて膜をトリミングする．確実なスペースメイキング（Space making）のためには3mm程度は欠損口より大きめに作らなければならない（図4-33）．膜は歯に懸垂縫合（Sling suture）して固定する（図4-34）．

　膜という異物の上にフラップを被せると，切開線のところから膜が露出することがある．膜の露出は再生量の減少につながるのでなんとか防ぎたいところだ．そのための工夫は切開から始まる．できるだけ骨欠損の上に切開線が来ないようにデザインすること

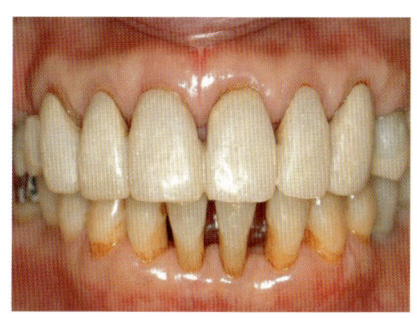

図4-30 組織付着療法後の治癒
プロビジョナルレストレーションの修正なしで術後4カ月の状態．図4-26a, bと比べて歯肉退縮がほとんど起こっていないが，LJEによる治癒でプロービング値の改善を認める

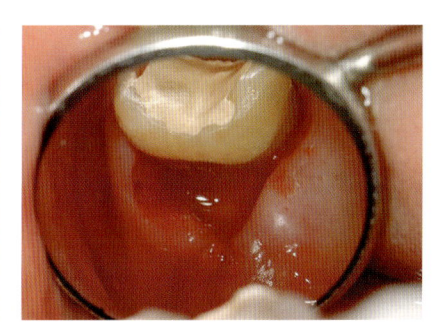

図4-31 血餅の保持
血小板由来の各種増殖因子で再生のスイッチが入るため，血餅は再生の出発点である．血餅を保持しやすい骨欠損形態は再生に有利だが，保持しにくいような形態であればスペースメイキングを考えなければならない

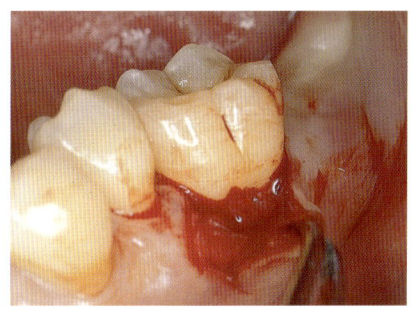

図4-32 肉芽の形成
非吸収性膜の除去時の状態．根分岐部に肉芽が形成されている．この時点で肉芽がなければ骨はできない

は基本であるが，GTR法の場合は，膜の設置もイメージしておかなければならない．膜は欠損口より大きいのだから，切開線はそれよりもさらに外側に設定しなければならない（図4-33）．歯に面するところの切開は歯肉溝内切開であるが，膜を確実にカバーするために歯冠側にフラップを引っ張り上げる．減張されていなければフラップは上がらないので，根尖側で全層弁から部分層弁に移行する（図4-35）．このように膜露出を防ぐ努力は，切開線の設定やフラップの種類の選択から始まっている．縫合もHolding sutureによってフラップ断端に過剰な張力がかからない工夫をしなければならない（第2章4項参照のこと）．

　骨欠損が慢性化しているとほとんど出血してこないことがある．写真撮影にはありがたいのだが，再生にとっては不利である．骨壁にバーで穴を開けて出血させ，細胞の集まるルートを確保することがある（皮質骨穿孔，Decortication）．

2）EGR法（EMD Guided Regeneration）

　エムドゲイン®の主成分はブタ由来のEMD（Enamel Matrix Derivative）である（図4-36）．これにより無細胞性外部線維性セメント質の再生を促そうというものだ．詳細は省くが上皮の埋入も起こりにくく[3]，術後の炎症反応も少ないように思える．GTR法に比べて血液供給の阻害が少ないためフラップも一回り小さく設定できる．最近では最小限の切開，剝離による方法も提案されている[4]．

　根面デブライドメント後に根面処理が推奨されているが，効果は意見の分かれるところである．EDTAジェル，テトラサイクリン系抗菌薬などが候補である．エムドゲイン®を歯根面に塗布するときに，歯根面が唾液や血液で汚染されていないことがポイントとされている．エムドゲイン®はゲル状でスペースメイキングはできないので，骨欠損の骨壁が少ない場合は骨移植材との併用をするほうが無難であろう．

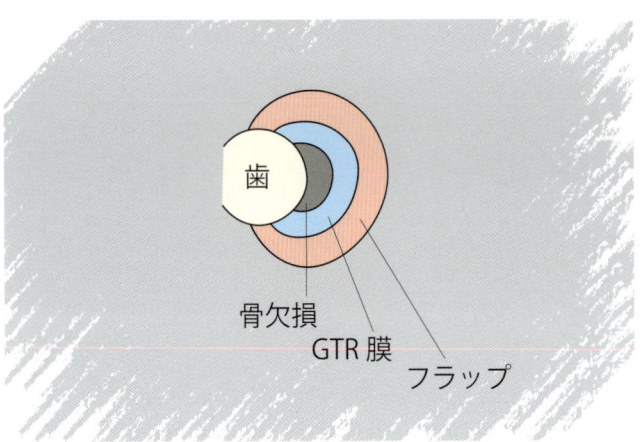

図4-33 GTR膜とフラップのイメージ
確実にスペースメイキングするためにはGTR膜は欠損より3mm程度は大きくトリミングしておかなければならない．またその上を覆うフラップはGTR膜の露出や血液供給を考えるとGTR膜よりさらに3mm程度は大きくしなければならない

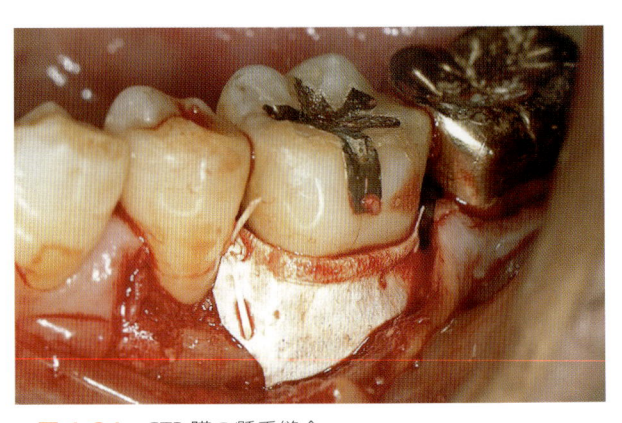

図4-34 GTR膜の懸垂縫合
GTR膜は歯に懸垂することで固定する．隙間ができないように緊密に固定する必要がある

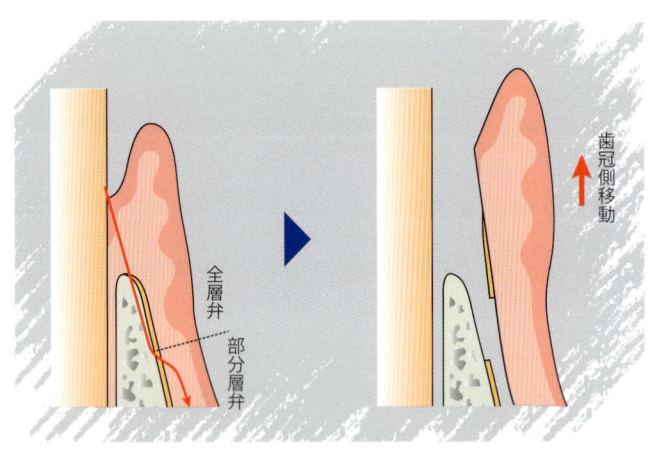

図4-35 歯冠側移動のためのフラップデザイン
フラップ内面と骨面が骨膜でつながっていると歯冠側に引っ張り上げられない．そのため歯肉歯槽粘膜境付近で全層弁から部分層弁に切り替えることで減張できる．確実にGTR膜を覆いたいときに使えるデザインである

3）骨移植（Bone Grafting）

骨移植材には自家移植骨，他家移植骨，異種移植骨，人工骨がある．移植骨がもつ作用として次の3つが重要である．

骨伝導能（Osteoconduction）：細胞の移動，増殖，分化のための足場を提供する能力
骨誘導能（Osteoinduction）：骨組織の再生を促すシグナルとしての能力
骨増殖能（Osteoproliferation）：移植材に含まれる細胞が骨再生に参加する能力

これらを念頭に各骨移植材の概略を説明する．

① 自家移植骨（Autograft）

骨伝導能，骨誘導能，骨増殖能のすべてを持ち合わせている移植骨は自家移植骨だけである（図4-37）．ゴールドスタンダード（Gold standard）と言われているものの，採取量に限界があったり，採取のために手術部位が増えることから採用されないことも多い．半世紀ほど前に腸骨移植が行われたことがあるが，歯根吸収やアンキローシスの問題から口腔内（臼後結節，オトガイなど）に採取部位を選ぶようになった．

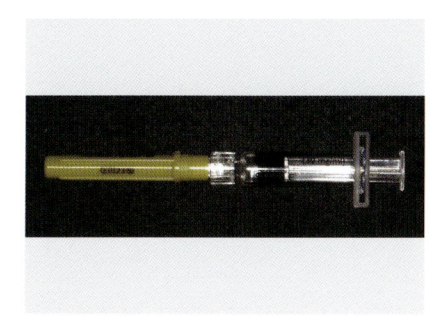

図4-36 エムドゲイン®
発売当初はEMDとキャリアーを混合する操作が必要だったが，現在はゲルの1液性になっているため操作性が向上した

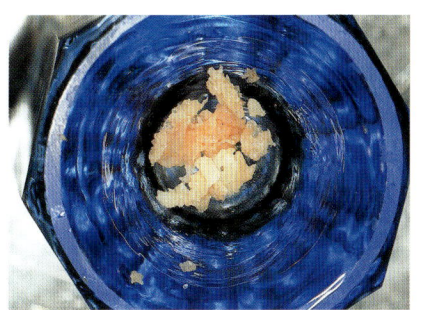

図4-37 自家骨移植
感染や免疫反応などのリスクだけでなく，骨増殖能，骨誘導能，骨伝導能のすべてを兼ね備えているという意味でも，自家骨移植はゴールドスタンダードと言われている．ただし，手術部位が増えたり，採取量が限られるというデメリットもある

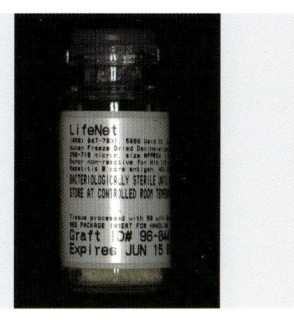

図4-38 DFDBA（脱灰凍結乾燥他家移植骨）
他人の骨を凍結乾燥して免疫原性の強い細胞を除去し，脱灰することで骨基質に含まれる増殖因子を露出させるよう処理されている

② 他家移植骨（Allograft）

他人の骨は免疫反応を起こしやすいので，それを防ぐ目的で細胞はすべて死滅させている．つまり骨増殖能はない．骨伝導能はあるが，骨誘導能に関しては移植材によって差がある．移植骨中に含まれている増殖因子が多い移植材であれば，骨誘導能が期待できる．若いドナーの大腿皮質骨から作成したものがその活性が強いと考えられている．活性を上げるために脱灰処理をしているものがあり，脱灰凍結乾燥他家移植骨（Demineralized Freeze-Dried Bone Allograft, DFDBA）としてティシューバンク（Tissue bank）で扱われている（図4-38）．数カ月かけて宿主の骨と置き換わっていく．

③ 異種移植骨（Xenograft）

ウシなどの他の動物の骨から作成した移植骨で，免疫原性を下げるためにすべての細胞やタンパクが除かれている．そのため骨誘導能や骨増殖能がなく，骨伝導能だけになっている．最終的には宿主の骨と置き換わる．バイオス（Bio-Oss®）が有名である．

④ 人工骨（Alloplast）

アパタイトのようなリン酸カルシウムやβ-リン酸三カルシウムなどが臨床応用されている．免疫反応はほとんどないので安心して使えるが，骨伝導能しか持ち合わせていない．吸収されて最終的に宿主の骨に置き換わるものとほとんど吸収されないものがあり，後者は感染のリスクが高いと考えられる．

● 再生療法がうまくいく症例

非外科療法，組織付着療法，切除療法はポケット療法として同じ土俵で考えられるが，再生療法は別の土俵で考えたほうがよい．GTR法が世に出て20年以上，EGR法が世に出て10年以上経過し，どういう症例でうまくいく可能性が高いかということが見えてきた．以下，その候補を列挙する．

■ プラークコントロールがよく，非喫煙者である[5]

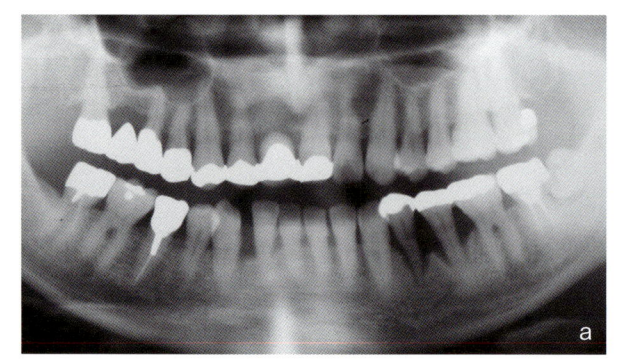

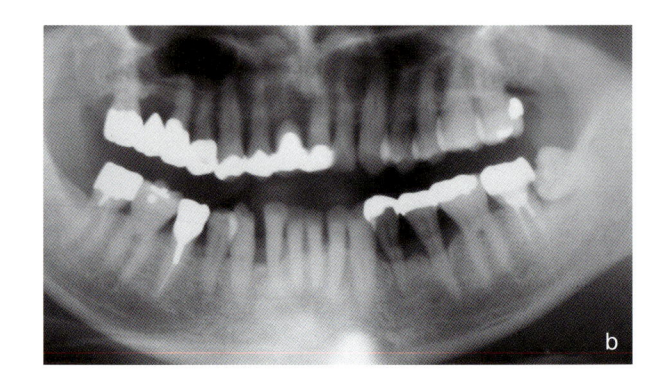

図 4-39a, b ［4 5 への再生療法
再生療法によって予測される骨の回復量から，抜歯や補綴を避けられる可能性があると判断し，再生療法を行った．**a** は術前，**b** は約3年後のパノラマX線写真

- 角化歯肉が十分ある[6]
- 動揺が少ない
- 骨欠損は深くて（4 mm 以上），骨壁の角度が急（30°以下）である[7,8]
- 歯根近接がない
- 根分岐部病変ではⅡ度である

● 再生療法後の治癒の予測

深い骨欠損に数 mm の再生が起こることは臨床医としては至福の喜びではあるが，その再生でどれくらい予後が改善しそうかという予測を立てておくことも大切である．予後に影響しない程度の再生であれば，われわれの自己満足になってしまうからだ．通常，骨欠損の60〜80％程度再生するとすれば，それだけの回復があったときに臨床的にどれくらいインパクトがあるのかを考えておく必要がある．再生療法をすることで抜歯や補綴が避けられるとか，治療計画に影響が出るくらいのインパクトは，再生療法をする価値があると考える（図 4-39a, b）.

ポケット療法の延長上にある骨欠損治療について概略を述べた．誌面の都合上，詳細は他書に譲るが，重度の骨欠損のように非常に"広く""深い"領域なので"こだわり"も発生しやすいところだ．

文　献

1) Caton JG, Zander HA. The attachment between tooth and gingival tissues after periodic root planing and soft tissue curettage. *J Periodontol*. 1979 ; **50**（9）: 462-466.
2) Kalpidis CD, Ruben MP. Treatment of intrabony periodontal defects with enamel matrix derivatives : a literature review. *J Periodontol*. 2002 ; **73**（11）: 1360-1376.
3) Kawase T, et al. Cytostatic action of enamel matrix derivative(EMDOGAIN)on human oral squamous cell caricinoma-derived SCC25 epithelial cells. *J Periodontal Res*. 2000 ; **35**（5）: 291-300.
4) Cortellini P, Tonetti MS. Clinical and radiographic outcomes of the modified minimally invasive surgical technique with and without regenerative materials : a randomized-controlled trial in intrabony defects. *J Clin Periodontol*. 2011 ; **38**（4）: 365-373.
5) Tonetti MS, et al. Effect of cigarette smoking on periodontal healing following GTR in infrabony defects. A preliminary retrospective study. *J Clin Periodontol*. 1995 ; **22**（3）: 229-234.

6) Anderegg CR, et al. Gingiva thickness in guided tissue regeneration and associated recession at facial furcation defects. *J Periodontol*. 1995 ; **66** (5) : 397-402.
7) Klein F, et al. Radiographic defect depth and width for prognosis and description of periodontal healing of infrabony defects. *J Periodontol*. 2001 ; **72** (12) : 1639-1646.
8) Tsitoura E, et al. Baseline radiographic defect angle of the intrabony defect as a prognostic indicator in regenereative periodontal surgery with enamel matrix derivative. *J Clin Periodontol*. 2004 ; **31** (8) : 643-647.

コラム 〜 変わることの重要性

　知識は"たくさん持っている"ことよりも，"段々増えている"ことのほうが大切である．今，たくさんの知識が頭に詰まっているということよりも，去年よりも増えていると思えるほうが，少なくとも私の頭の中ではドーパミンが放出されやすい．人間は身体的にも変化を敏感に感じ，快楽にする動物のように思う．一定スピードのジェットコースターなんて誰も乗らないわけで，途中で加速度を感じるからこそ快感なのである．そういえば『生物と無生物のあいだ』という本で一躍ベストセラー作家になった分子生物学者の福岡伸一氏は，加速度感を人間の第六感として加えるべきであると書かれていたのを思いだす．

　人間の体も日々変化している．分子レベルで考えると常に置換が起こっているので数年後には全くの別人になる計算になる．マンションで大規模修繕というのがあるが，それをマンションの外だけでなく，中まで行っているのが生物の体なのだ．歯周組織も当然常にリモデリングし，新しい分子に置き換わっている．その変化があるからこそ，悪化という変化も起こるし，改善という変化も起こる．全くリモデリングが起こらなければ，われわれの治療は代替治療しかできないわけである．

　長い間，歯科治療は代替治療と考えられていた．それは治療のターゲットが，リモデリングをしない唯一の口腔内組織である歯だけに絞られていたからである．今では，歯科治療では他のリモデリングをする組織を扱うので，そのイメージは一新されている．たとえば，歯周治療で扱う歯周組織は基本的にリモデリングをする組織である（セメント質の取り扱いは難しいところだが，今はあえてスルーします）．歯周組織がリモデリングをするということは，歯周組織は悪くなることもあるし，良くなることもあるということを意味する．リモデリングのバランスがどちらに傾くかで変わるわけである．これは治療の醍醐味といえるだろう．

　インプラントというリモデリングしない材料を使う治療が一般化してきている．実際私もインプラント治療をしているし，それによって多くの患者さんが喜ばれている．しかし，インプラント治療をしておきながら私には常に"違和感"が付きまとっている．その違和感の原因の一つは，リモデリングしないということなのだと思う．つまり変化しないのである．もちろん周囲の骨が硬化したり，周囲炎を起こして吸収したりというような周りの組織の変化はあるが，インプラント体そのものは変わらない．リモデリングできない歯の代わりに埋入するんだから問題ないじゃないかと言われるかもしれない．でも変化しないものに対して私の感情はインスパイアーされない．

　変化を美徳と感じる私には"変化しないもの"に違和感を覚えるのであろう．それが審美歯科やインプラント治療に情熱を感じない理由なのかもしれない．それらの治療には私の知的感動は発生しないし，それらを突き詰めていくことが自分の知的パフォーマンス向上につながる気がしない．所詮不自然なにせもの作りじゃないかと思ってしまうのである（気を悪くされた方がおられたらごめんなさい！）．患者さんには常に改善という変化を経験してもらいたいし，自分は常に変化していきたい．今書いているこの文章を再読したときに，すでに上から目線に

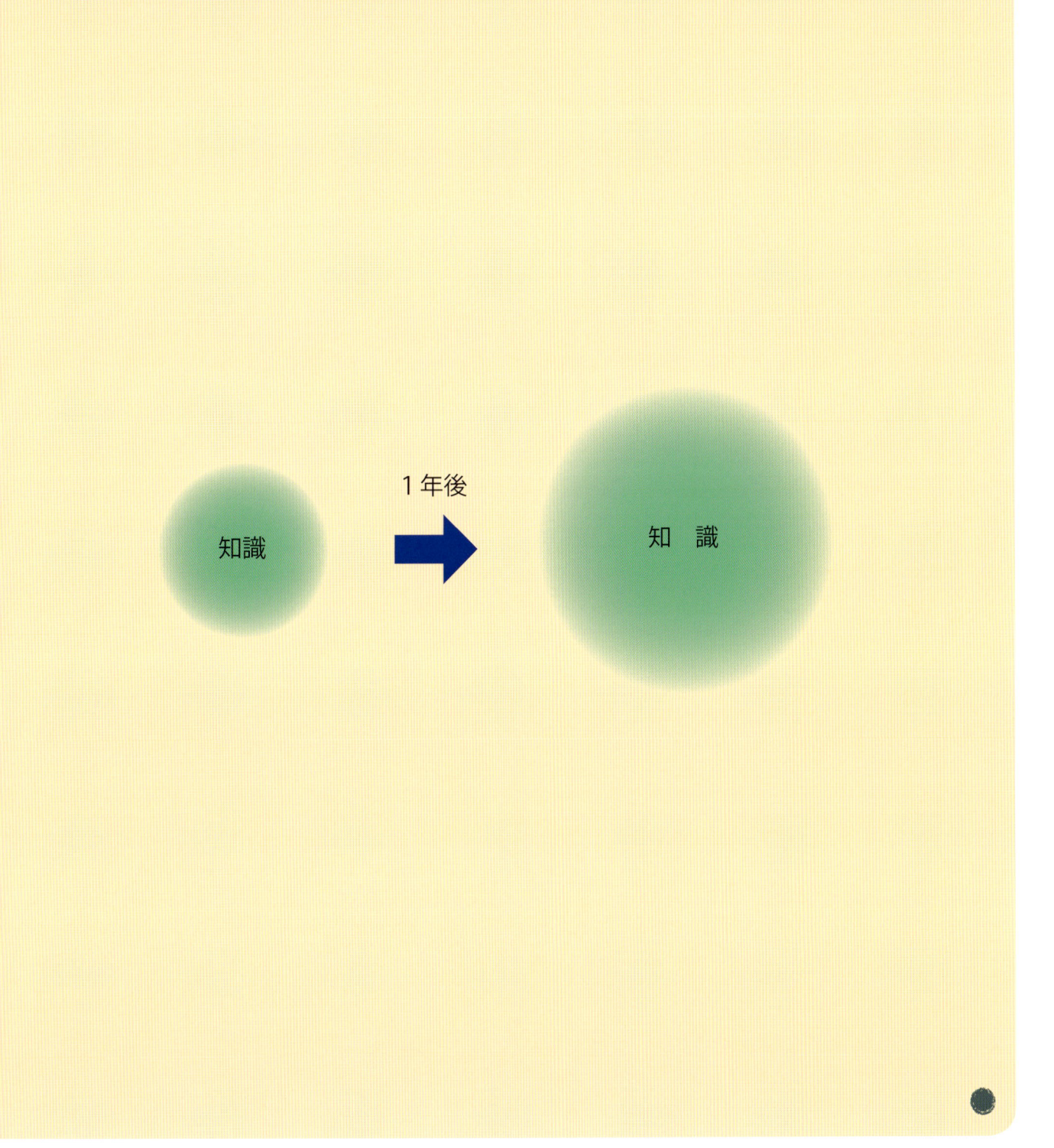

なっていたい．死ぬ直前に知的パフォーマンスが最高に達しているのが現時点での私の理想である．

　　　知識　　　→１年後　　　知　識

12 ペリオリテラシーを上げるための骨欠損のエビデンス＆コミュニケーション

● **はじめに**

　最後は骨欠損に対するエビデンスと骨欠損をめぐるコミュニケーションについて解説する．勉学に終わりはないと考えるが，有終の美を飾れるよう，胸を突き出しながらのフィニッシュをしてみたい．

● **骨欠損は本当に悪か？**

　これはポケット療法の根幹，さらには歯周治療の根幹に関わる問題である．悪でないとなれば今までの歯周治療は何だったんだと言うことになる．案外踏み込むことのない未知の領域に勇気をもって踏み込んでみたい．漫然と扱いにくいテーマなので，場合分けしながら考えていく．

1）骨欠損を放置すると悪くなりやすいか？

　これに関しては面白い報告がある．PapapanouとWennströmが1991年に報告したもので，25歳から70歳までの201名の被験者にX線撮影だけを行い，その後全く治療を行わなかった．そして10年後に再評価を行い，どのような変化が起こったかを調べたのである．これによると歯の喪失頻度が元々の骨欠損の有無や形態によって異なっていた（図4-40)[1]．大雑把に言うと，健康→水平性骨欠損→垂直性骨欠損（軽度→重度）の順に歯の喪失頻度が増していた．つまり，深い垂直性骨欠損はそのまま放置すると最も歯を失うリスクが高かったわけである．一つの論文から一般論を導くことは無理があるかもしれないが，深い骨欠損は放置すると危なそうである．

　そもそも深い骨欠損は全顎的に均等にできることは少ない．多くの場合は局所的である．しかも急にできるのではなく，長時間をかけて深くなる．無治療で進行してきた深いポケットがあるということは，骨欠損のある部位のリスクが骨欠損のない部位よりも高いということの証明になる（図4-41)．

　発症の不均一性を説明するのは困難だが（本書第4章10項参考のこと），いったん発症したところが集中的に進行しやすいという事実は，骨欠損の放置が危険であるということを示している．つまり，進行の不均一性の一部は骨欠損のリスクによってもたらされているということだ．

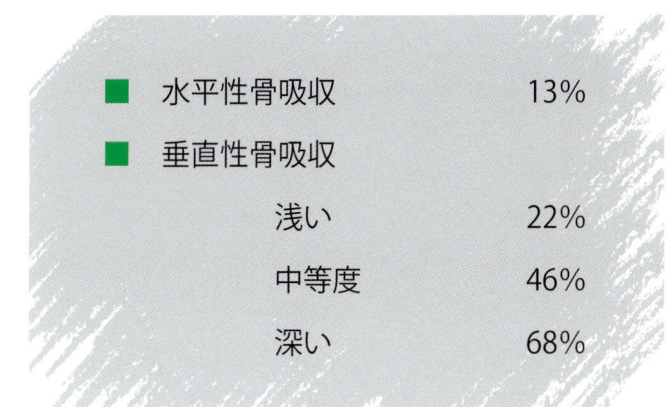

- 水平性骨吸収　　　　　13%
- 垂直性骨吸収
  - 浅い　　　22%
  - 中等度　　46%
  - 深い　　　68%

図 4-40　未治療の歯の喪失頻度
　201人（25〜70歳）に対して歯周治療を行わず10年後にX線検査のみで再評価を行った

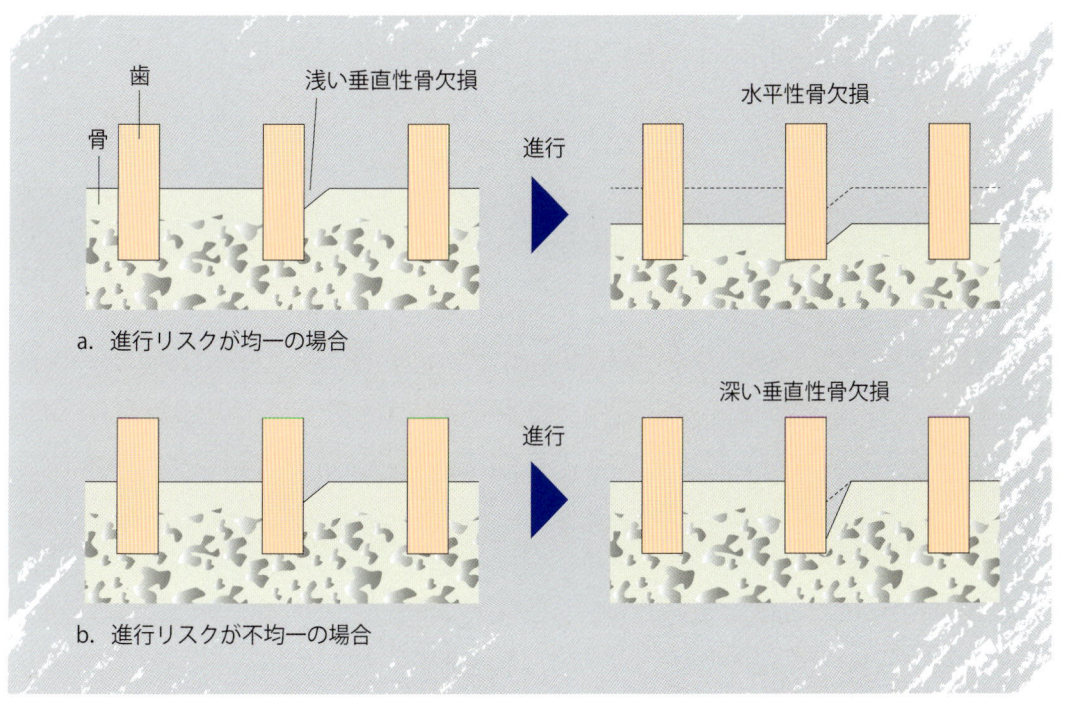

a. 進行リスクが均一の場合

b. 進行リスクが不均一の場合

図 4-41　進行リスクの不均一性
　骨吸収の進行は図4-40によると深い垂直性骨欠損で最も高い．もし進行リスクが均一であれば a のような水平性骨欠損となるはずだが，実際は b のように浅い垂直性骨欠損だけが進行して深い垂直性骨欠損となり，もともと健康なところはそのままである．これは図4-40のリスクランキングからも理解できる

2）治療後に残存する骨欠損は悪くなりやすいか？

　それでは，同じ骨欠損でも治療を試みた後に残った骨欠損ではどうだろう？　Nieriらの報告では，歯周治療後10年間追跡したところ垂直性骨欠損や初診時の深いポケットが予後に影響するとのことだが[2]，これでは初診時に深いポケットを伴う垂直性骨欠損があれば白旗を上げなければならない．それに対して，Pontorieroらによれば，治療後5〜16年メインテナンスしながら追跡したところ，水平性骨欠損であろうと垂直性骨欠損であろうとさらなる骨吸収にはあまり影響がなかったという結論に達している[3]．メインテナンスをきっちりすれば影響が少ないということだ．これだと治療のやりがい

12 ペリオリテラシーを上げるための 骨欠損のエビデンス＆コミュニケーション

病態
- 垂直性骨欠損（硬組織疾患）
  ▼
- 深いポケット（軟組織疾患）
  ▼
- 病原性細菌叢（細菌感染症）

治療
- 骨のフラット化
  ▼
- 付着レベルのフラット化
  ▼
- プロービング値の減少

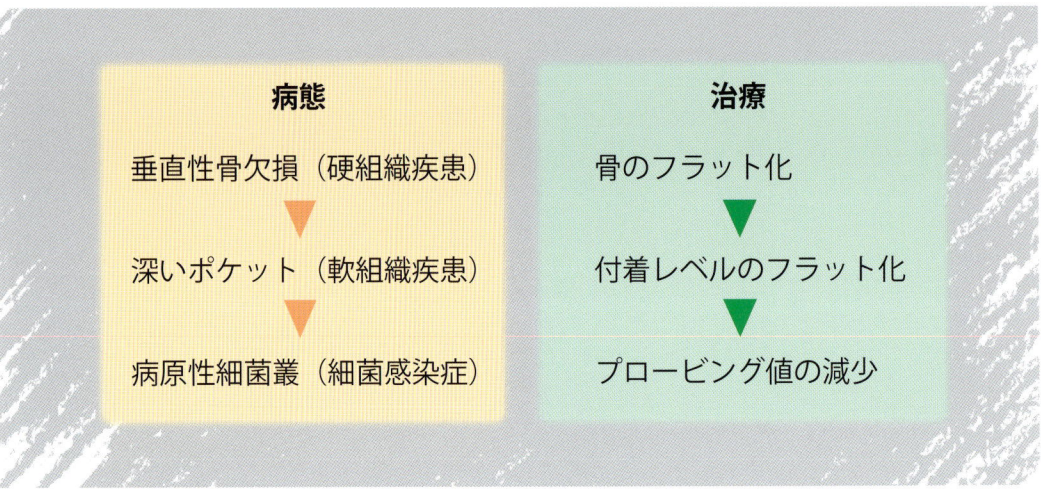

図 4-42　病態と治療法
垂直性骨欠損部には深いポケットが存在し，その中には病原性細菌叢がある．骨のフラット化ができれば付着レベルのフラット化が達成でき，プロービング値が減少する

	切除療法	組織付着療法	非外科療法
骨のフラット化	○	△	△
付着レベルのフラット化	○	○	△
プロービング値の減少	○	○	○
術後の安定性	高い ←――――――――――→ 低い		

図 4-43　各種ポケット療法の特徴

もあるというものだ．われわれと患者さん双方のコンプライアンスの重要性を再認識させられる．

　骨欠損が治療後に残っても，悪化する場合もあれば悪化しない場合もある．リスクが高い部位という意識をもって注意深いケアをすれば悪化を防げる可能性が上がる．このあたりがここのテーマの"落としどころ"だろう．しかしながら，治療により進行のリスクが下がるとすれば骨欠損そのものにリスクがあるのではなく，深いポケットという病態や歯周病菌にリスクがあると考えたほうが良いかもしれない．深い骨欠損には深いポケットが存在し，そのポケット内には歯周病菌が棲み着いているという初診時の状況に対して，どのような結果を出せるかが悪化リスクに影響しているのだろう．

　深い骨欠損という硬組織疾患と深いポケットという軟組織疾患，歯周病菌という細菌感染症は初診時，三位一体として存在する（図 4-42）．骨欠損に対して骨のフラット化が達成できれば，それに伴いポケットは浅くなって付着レベルのフラット化が起こる．そしてそのような状況では歯周病菌が減少する（図 4-42）．切除療法ではこのようなスキームが成り立つものの，すべての症例を切除療法で対処できるものではない．失うも

Treatment	N Studies	mm PD reduction (N)	mm CAL gain (N)
OFD	8	3.1±1.0 (260)	2.1±0.7 (260)
EGR	12	4.0±0.9 (317)	3.2±0.9 (317)
GTR	6	5.1±0.9 (112)	3.8±0.8 (112)

＊OFD：Open Flap Debridement, EGR：EMD Guided Regeneration

図4-44　再生療法後の改善（Kalpidis CD, Ruben MP, 2002[4]）の表2より）

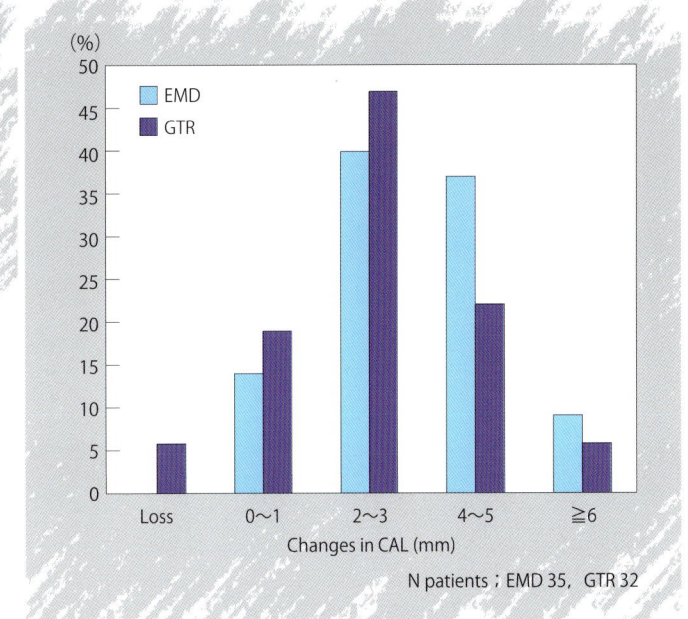

図4-45　付着の獲得の分布（Sanz Mら，2004[5]の表3より）

のも大きいからだ．そこで骨レベルのフラット化は図らず，付着レベルのフラット化を目指す組織付着療法が存在するわけである．非外科療法になるとさらに付着レベルのフラット化の達成率が低くなるだろう（図4-43）．再生療法は残念ながら適応症が限られている．

● 再生療法ではどれくらい再生するのか？　そしてそれは維持できるのか？

　組織付着療法（Open flap debridement, OFD）とGTR法，EGR法を比較したメタアナリシス（Meta-analysis）がある（図4-44）[4]．プロービング値の減少量と付着の獲得量をそれぞれ見てみると，OFDが3.1 mmと2.1 mm，GTR法が5.1 mmと3.8 mm，EGR法が4.0 mmと3.2 mmであった．GTR法，EGR法ともにOFDよりも有意に改善している．膜の設置やエムドゲイン®の塗布などの再生処置を施すとプロービング値の減少で1〜2 mm程度，付着の獲得量で1 mmちょっとの改善が追加される．あくまで平均値なので，もっと劇的に改善することもあればそうでない場合もある（図4-45）[5]．当然のことながら，非外科療法と比較したり，何も治療しない場合と比較すると，その改善度の開きはもっと大きくなる．

　このOFDとGTR法，EGR法の比較を10年後に行った興味深い報告がある（図4-46）[6]．どの治療法も0.5 mm程度の付着の喪失は認められたものの，同じ傾向で改善が維持できていた．再生療法はつかの間の喜びではないということである．ここで面白いことに気づかれた読者もおられるだろう．EGR法とGTR法の併用療法の効果である．エムドゲイン®を骨欠損に塗布し，その上を膜で覆うようにすればEGR法とGTR法の良いとこ取りができるのではないかと誰もが考えるからである．しかしながら1年後のデータでも10年後のデータでもEGR法単独，GTR法単独のデータとほとんど変わら

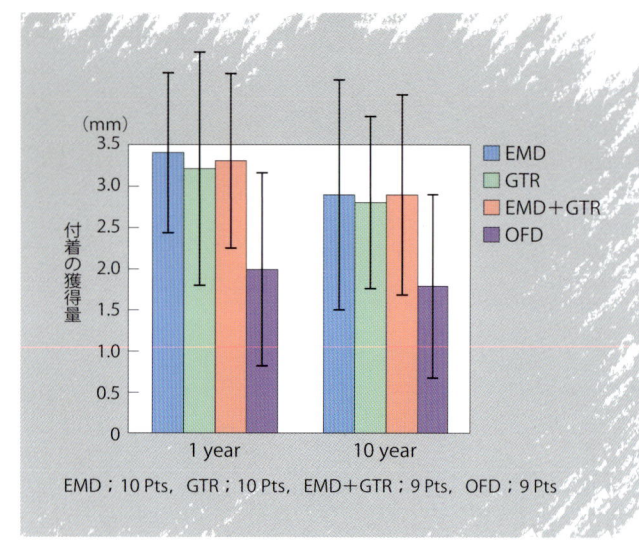

12 ペリオリテラシーを上げるための 骨欠損のエビデンス＆コミュニケーション

図 4-46　EGR，GTR 1 年後と 10 年後の付着の獲得（Sculean A ら，2008[6]の表 7 より）

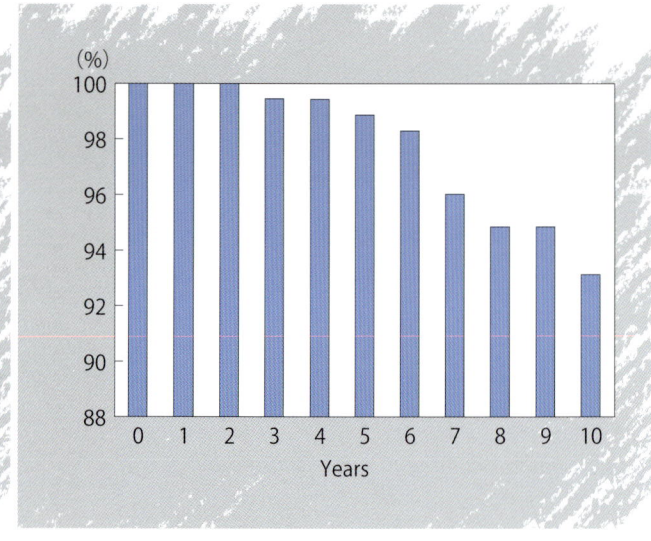

図 4-47　歯根切除術後の歯の残存率
歯根切除術をして補綴物を装着した場合，しばらくは安定しているが，5 年ほどすると抜歯に至る症例が出てくる．主な原因は歯根破折である（Carnevale G ら，1995[7]の図 4 より）

ない．つまり再生療法では平均値で見たかぎり 1＋1 が 2 にならずに 1 なのである．骨壁の少ない症例でエムドゲイン®を保持できない欠損であれば，膜の設置によりエムドゲイン®の効果が保持される可能性もあるが，疫学的に平均値で比べるとそんなに大きな差は出てこないようである．

● 骨欠損への対応とブラッシング

　骨欠損に対して外科療法をした後，どのように患者さんに説明し，それをブラッシング指導に結び付けていけばよいだろう？　切除療法と組織付着療法，再生療法に分けて考えてみよう．

　切除療法では骨欠損のてっぺんを削って最も低いところに骨レベルを合わせる．そしてフラップの位置づけも根尖側に下げるため，術後はかなり歯肉退縮を起こすことになる．シャローサルカスという安定性の高い歯肉溝ができあがり，メインテナンスもしやすいはずである．術後の悪化は歯肉の腫脹や付着の喪失がまず考えられるが，本当にシャローサルカスができていれば頻度は少ないはずだ．むしろ露出した歯根面に関係するトラブルのほうが起こりやすい．知覚過敏や根面カリエスが第一候補である．

　切除療法が必要な症例では術前にカリエスリスクはできるだけ下げておくのが原則だが，メインテナンスをしているときに投薬などで唾液が減少し，根面カリエスが発生するというようなこともあるのだ．切除療法後は露出根面に要注意ということになる．アンダーブラッシングになると根面カリエスが，オーバーブラッシングになると知覚過敏が発生する可能性がある．ちなみに切除療法に伴って抜髄や補綴を行った歯は歯根破折のリスクが上がっている．しかもトラブルが出るのは誰もが油断している補綴後 5 年くらいたってからが多い（図 4-47）[7]．咬合やパラファンクションにも気をつけたいとこ

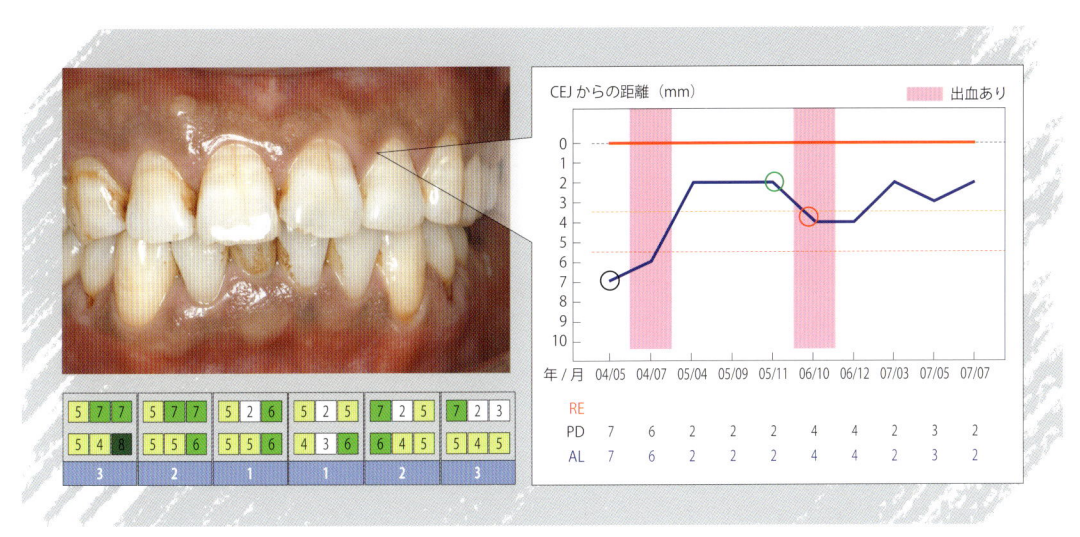

図 4-48　上皮性付着の喪失?
　　左写真とプロービング値は初診時の上顎前歯部の状態．グラフは|2 近心のデータの経過．赤線は歯肉の位置，青線は付着の位置である．青線上の黒丸は初診時，緑丸はメインテナンス中，赤丸は約1年の中断後の付着の位置．中断により付着の喪失が起こっているが，赤丸は黒丸よりも歯冠側なので上皮性付着の喪失の範囲と想像している

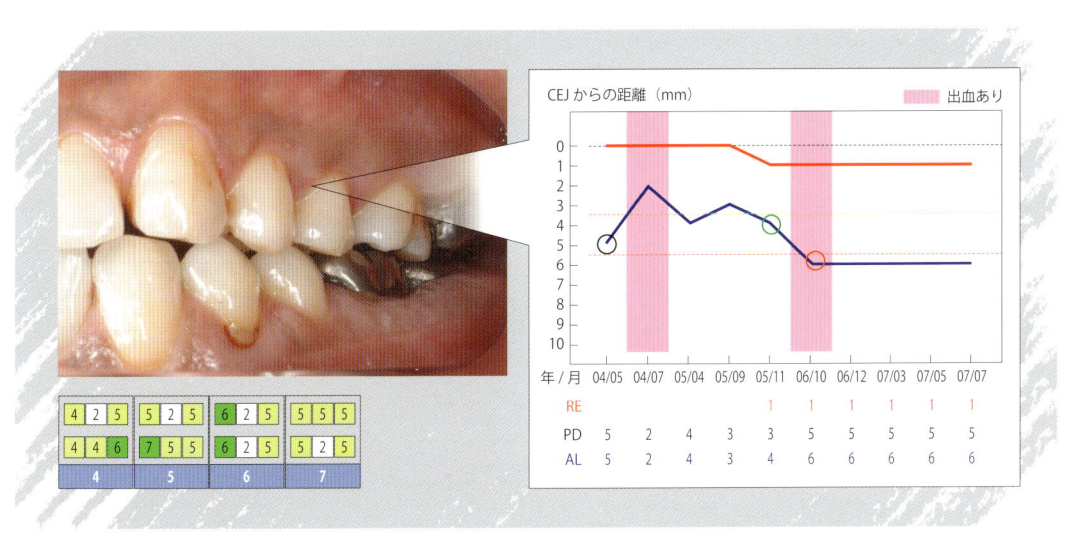

図 4-49　結合組織性付着の喪失?
　　図 4-48 と同じ患者さんの|5 近心の経過．この場合は黒丸よりも赤丸が根尖側になっているので，結合組織性付着の喪失を起こしている可能性がある

ろだ．
　それに対して組織付着療法では LJE による付着の獲得が起こっている．ディープサルカスと呼ばれ微妙な深さが残ることがある．切除療法のように歯根面の露出は少ないが，歯肉溝内の細菌量も増えやすいし，それに伴って付着の喪失が起こる可能性がある．そのため経時的に付着の位置をチェックしておく必要がある．メインテナンス中に付着の喪失が疑われるときには初診時の付着の位置も確認しよう．初診時の付着の位置よりも歯冠側でプローブが止まるのであれば LJE の剝離（図 4-48），初診時の付着の位置よりも根尖側で止まるのであれば結合組織性付着の喪失の可能性がある（図 4-49）．ど

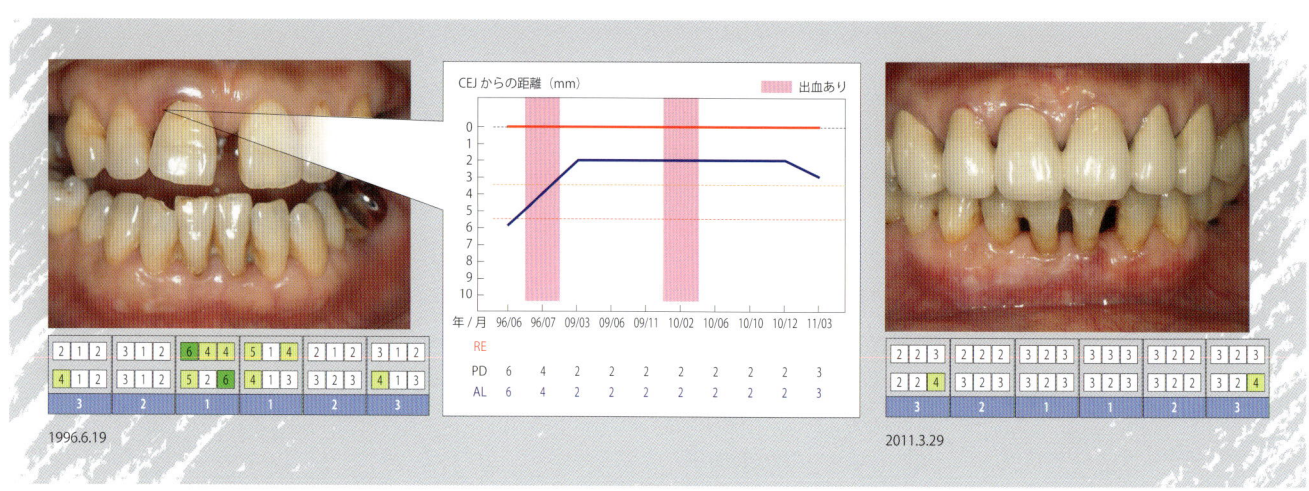

12 ペリオリテラシーを上げるための 骨欠損のエビデンス&コミュニケーション

図 4-50 組織付着療法後メインテナンス
上顎前歯部を矯正移動後，Modified Widman Flap（組織付着療法）を行い連結補綴をしてメインテナンスしている．左写真とプロービング値は初診時，右写真とプロービング値はメインテナンス中の上顎前歯部の状態．グラフは腫脹をしていた 1| 遠心の経過．LJE による治癒が起こり，それがほぼ維持できていると想像している

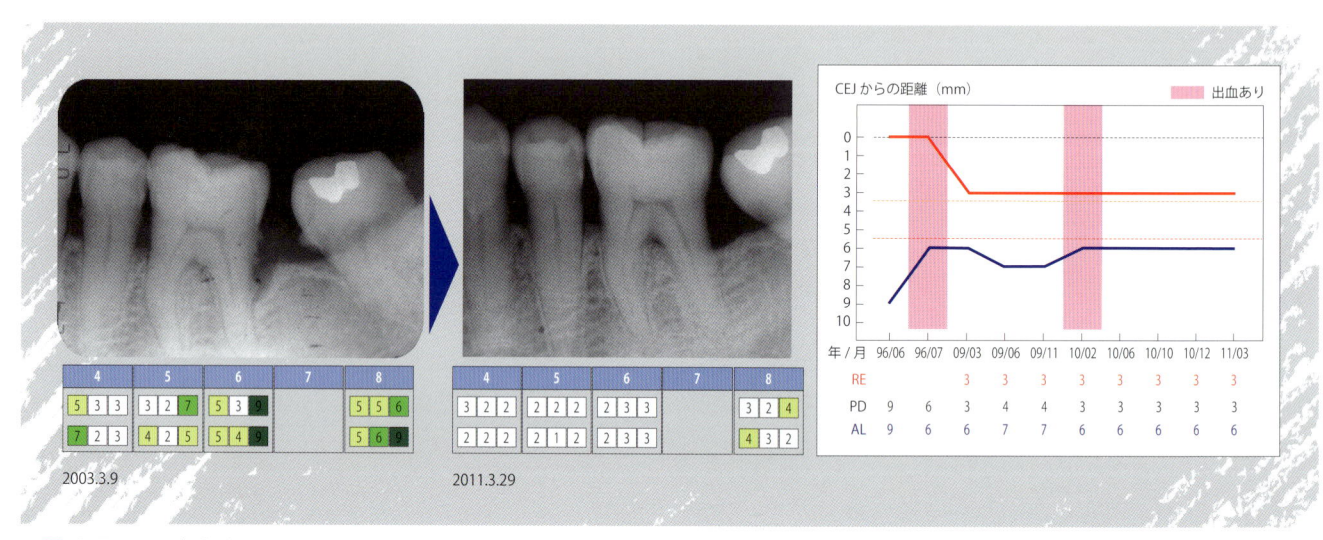

図 4-51 再生療法後メインテナンス
|6 遠心に EGR を行いメインテナンスをしている．左写真とプロービング値は初診時，中央写真とプロービング値はメインテナンス中である．グラフを見ると若干付着の位置に変動が見られる．このような場合は LJE による治癒も一部あるのではないかと想像している

ちらにしても組織付着療法では付着の位置に要注意ということになる（図 4-50）．アンダーブラッシングになると付着の喪失が起こる可能性がある．歯肉のクオリティの悪い症例では，オーバーブラッシングで歯肉退縮が起こることもあるだろう．

それでは再生療法はどうだろう？ 歯肉溝はシャローサルカスだろうか，それともディープサルカスだろうか？ これはどちらも可能性がある．ただ，再生療法を 1 回行っただけでシャローサルカスができることは少ないと考えている．なぜなら，以前説明したように再生療法を行ったからといって 100％骨欠損が埋まることはない．ということは若干の浅い骨欠損が残存することになり，そこに向かって上皮が入り込んでいけ

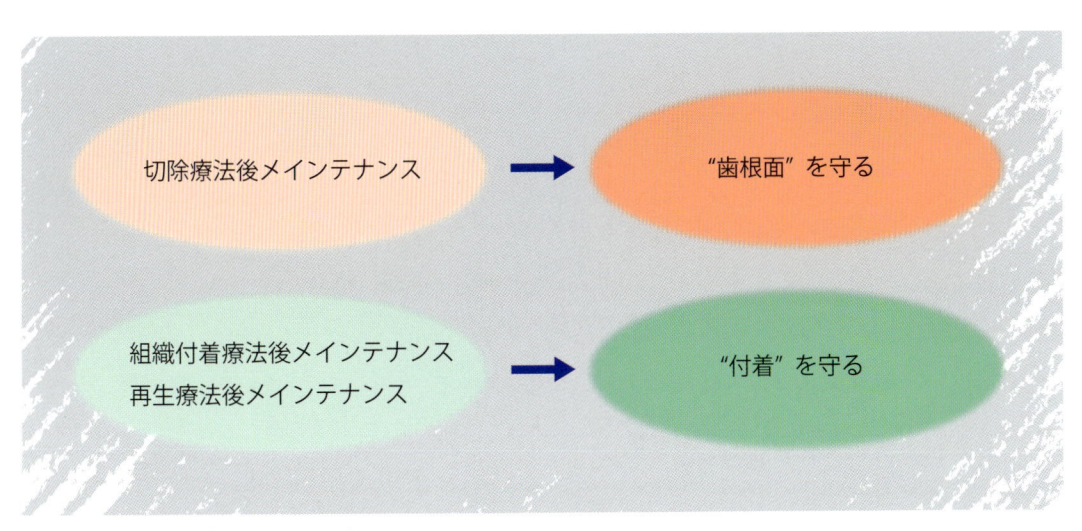

図4-52　"守り"のメインテナンス

ばディープサルカスになるからだ（図4-51）．このような場合にシャローサルカスを獲得しようと思えば，治癒を待ってから切除療法を追加で行わなければならない．プラークスコアが10％未満の患者さんは20％以上の患者さんより平均1.85 mm付着の獲得量が多かったという報告を見てもわかるように[8]，再生療法ではアンダーブラッシングはご法度だし，そのような患者さんにはそもそも再生療法の適応とはならない（他の外科処置でもそうだが…）．

メインテナンスになると"守り"に入る．切除療法後メインテナンスでは"歯根面"を守り，組織付着療法後メインテナンスや再生療法後メインテナンスでは"付着"を守るのが目標になる（図4-52）．しかし臨床は複雑怪奇なので思わぬ敵に守りが破られることも多い．患者さんが良かれと思って強酸性水で洗口してあっさりと歯根面の守りが破られたり，重症の糖尿病だと気づかずに不摂生をしていて，一気に付着の守りが破られたりすることもあるのだ．そのためわれわれはプローブを持って調べたり，X線写真を撮って調べたりもする．患者さんとのお話の中からきっかけを見出そうとする．しかしこのときのアプローチの構えは動的治療とは異なるものになっているはずだ．

つまり，動的治療で調べるのは"あなたのことをよくわからないから調べさせてください"という裏のメッセージがあるが，メインテナンスでは"あなたのことをよくわかっている私が心配なので調べさせてください"という裏のメッセージに変わっているのである．この"あなたのことをよくわかっている"というメッセージは，メインテナンス患者さんとの間のコミュニケーションで伏流する"当たり前の空気"になっていなければならない．そのためには患者さんの初診時の状態はどうだったのか，動的治療ではどのような治療をしたのか，それで改善したのかしていないのか，患者さん固有のリスクは何なのかを担当歯科医師や担当歯科衛生士は深く理解しておくべきである（図4-53）．それにより前回のデータとの比較説明をするときの言葉の"重み"も当然変わってくるのである．

エビデンスで固めても，テクニックを駆使しても守りきれない問題が発生することはある．そんなときに患者さんとの間の良質なコミュニケーションがその問題解決の糸口

12 ペリオリテラシーを上げるための　骨欠損のエビデンス＆コミュニケーション

図4-53　"わかっています"というメッセージ
　このメッセージの空気の中には数え切れないさまざまな成分が含まれている

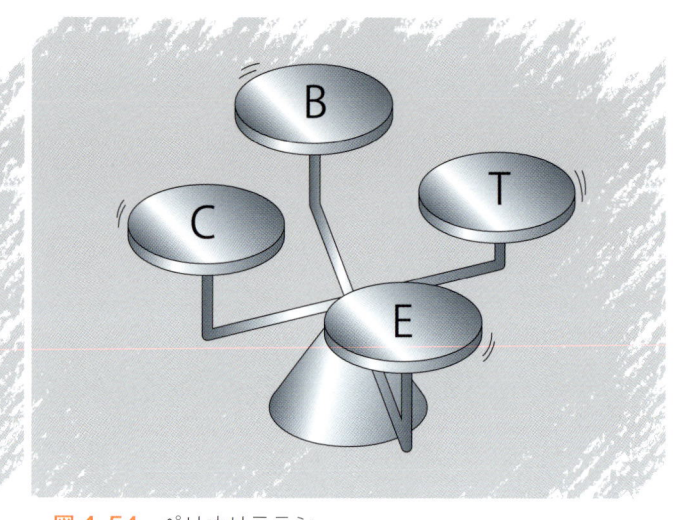

図4-54　ペリオリテラシー
　Biology，Technique，Evidence，Communication がハイレベルでバランスの取れた臨床を志したい

になることが多い．コミュニケーションの中から治療法が見つかることもあるだろうし，良い治療法が見つからなくても上手く向き合えるようになるかもしれない．やはりバランスのとれた歯周治療が最も成果が上がるのではないだろうか．

● 稿を終えるにあたって

　"バランスのとれた"という言葉はあらゆるジャンルでよく使われる．食事と運動のバランス，食事の内容のバランス，ブラッシングのバランス…読者としてはこの言葉を聞くと"外れてはいないが当たっていない"あるいは"ごまかされている"気持ちになるのではないだろうか？　私自身"バランスのとれた"という言葉には病因を"ストレス"に押し付けるのと似たような違和感を覚えることがある．

　本書で提案した，Balanced Periodontics，ペリオリテラシーという言葉もそういう意味ではインパクトは弱いかもしれない．しかしながらプロとしてのこだわりを訴えるとき，その"こだわり"は往々にして"偏り"や"手落ち"になることが多いのも事実である．本書ではペリオリテラシーを上げるために，各項目についてBiology，Technique，Evidence，Communicationという4つの視座から眺める手法でバランスを考えた．"ペリオに偏っている"私が言うのもおかしい話かもしれないが，このような考え方に一石を投じるきっかけになれば幸いである（図4-54）．

　最後までお付き合いいただいた読者の先生方に衷心より感謝申し上げる．

文　　献

1) Papapanou PN, Wennström JL. The angular bony defect as indicator of further alveolar bone loss. *J Clin Periodontol*. 1991 ; **18** (5) : 317-322.
2) Nieri M, et al. The prognostic value of several periodontal factors measured as radiographic bone level variation : a 10-year retrospective multilevel analysis of treated and maintained periodontal patients. *J Periodontol*. 2002 ; **73** (12) : 1485-1493.
3) Pontoriero R, et al. The angular bony defect in the maintenance of the periodontal patient. *J Clin Periodontol*. 1988 ; **15** (3) : 200-204.
4) Kalpidis CD, Ruben MP. Treatment of intrabony periodontal defects with enamel matrix derivatives : a literature review. *J Periodontol*. 2002 ; **73** (11) : 1360-1376.
5) Sanz M, et al. Treatment of intrabony defects with enamel matrix proteins or barrier membranes : results from a muticenter practice-based clinical trial. *J Periodontol*. 2004 ; **75** (5) : 726-733.
6) Sculean A, et al. Ten-year results following treatment of intra-bony defects with enamel matrix proteins and guided tissue regeneration. *J Clin Periodontol*. 2008 ; **35** (9) : 817-824.
7) Carnevale G, et al. Management of furcation involvement. *Periodontol 2000*. 1995 ; **9** : 69-89.
8) Tonetti MS, et al. Effect of cigarette smoking on periodontal healing following GTR in infrabony defects. A preliminary retrospective study. *J Clin Periodontol*. 1995 ; **22** (3) : 229-234.

コラム 〜欲望の欲望 〜患者さんの求める歯科衛生士像〜

家内とよくウオーキングをする．健康のため，コミュニケーションのため…と言いながら，夜の食事でおいしくアルコールを飲むためだったりする．ウオーキングコースではとある大きな墓地を通り抜けるのだが，忘れられないことがある．その墓地は，一般の車やバイクが入らないよう微妙な隙間を開けた，つまり人と自転車くらいしか通れないくらいの隙間を開けた金属製のゲートが設けられている．公園の入り口などでよく見かける"あの"ゲートである．そこを家内と私と二人並んで通り抜けようとしたときに，その"事件"が起こった．

ゲートの隙間は3カ所あって，真ん中が比較的広く，両脇はかなり狭くなっている．真ん中はまっすぐ歩きながら通り抜けられるが，両脇は横を向かないと通り抜けしにくいくらいの広さだ．二人が通り抜ける瞬間，二人とも体をねじりながらためらうことなく両脇の隙間を選んだ．通り抜けた後，私が家内に『夫婦っていいね』というと，家内もすべてをわかった笑顔で『そうやね』といい返した．

私は，真ん中の通りやすい隙間を家内が通り抜けて欲しいと願って脇に寄ったのだが，家内も全く同じことを考えたのだ．オー・ヘンリーの『賢者の贈り物』ほどではないにしても，寒い日であったにもかかわらず心温まったことを覚えている．実はこの話には続編がある．先日，同じコースを歩いてウオーキングに出かけたとき，同じゲートに差し掛かったので，私はほんの少し，たぶん20センチほど家内より遅れながらゲートに入った．すると家内は真ん中の広い隙間をすり抜けた．私は脇の隙間を体をねじりながらすり抜けた．このとき私の中を心地よい風が吹き抜けた．なぜなら，「家内が一番広い隙間を通り抜けてくれることを私が喜ぶ」ということを家内が理解しているからこそ，家内が真ん中の隙間を通り抜けたからである．"相手の喜びを自分の喜びとする"という関係をお互いわかりあっている幸福感は，何事にも代え難い．これはウオーキングの効用なのか，ウオーキングがその幸福感を前景化しているだけなのか，どちらにしても幸福感に包まれてワインを飲んでしまうのである．結局のところ…．

人間は相手と愛情あふれる関係であるとき，相手そのものを欲するものではない．相手に愛されたいとか，相手に認められたいという欲望の虜になっているのである．つまり相手の欲望を欲する，"欲望の欲望"という構造に支配されているわけである．ヘーゲルは「人間の欲望が照準するのは，モノやヒトではなく，他者の欲望である」ということを"欲望の欲望"という言葉を使って説明した．他者の欲望の対象になりたいという願い，他者に愛され理解されたいという願い，他者に承認されたいという願いが人間の人間足り得る欲望の形なのだろう．

"相手の喜びを自分の喜びとする"という構造や，"相手の悲しみを自分の悲しみとする"構造も同根である．人生のパートナーとの関係でも，患者さんとわれわれ医療従事者との関係でも．このとき，"あなたの喜びは私の喜び"というベクトルと"私の喜びはあなたの喜び"というベクトルは，一見同じようなポジションにいるように見えて，相当"周回遅れ"の差がある．ブラッシング指導をするときに「私が承認するレベルまで頑張ってブラッシングをしなさい」というメッセージを患者さんが感じると，多く

の場合上手くいかない．なぜなら"私の喜びはあなたの喜び"というベクトルを採用しているからである．「私の喜ぶようなことをすると，結果的に口腔内の状態は改善し，あなたも喜ぶ」というニュアンスが漂うからである．反対に「あなたの口腔内の状態が改善して喜ぶ顔を見たいので，私の指導する方法を採用してみてください」という懇請に近いブラッシング指導は，"あなたの喜びは私の喜び"型ということになる．

さて，結論を急ごう．患者さんが求める歯科衛生士像とはという問いへの，私の答えはこうだ．欲望の欲望を理解し，その欲望のベクトルの方向を勘違いしていない歯科衛生士を患者さんは欲望するのである．結局，人間らしい関係の構築ということになるのであろうか？　今晩は家内がおでんを仕込んでくれるようだ．今からウオーキングというおでんの準備体操をして…乾杯である．結局のところ．

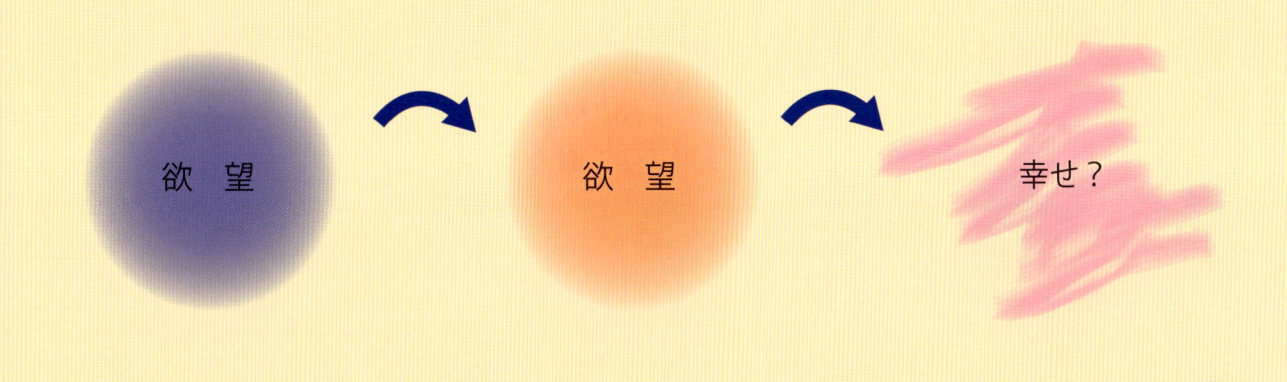

欲望　⤳　欲望　⤳　幸せ？

索引

【あ】

悪習癖　109
アジスロマイシン　14
後戻り　50
アパタイト　119
アンダーブラッシング（Underbrushing）　75,88
異種移植骨（Xenograft）　119
陰性的中率（Negative predictive value）　51,52,53,54
裏のメッセージ　64,131
エピジェネティクス　109
エビデンス　2,7
エムドゲイン®　44,117
炎症性歯肉退縮　74,75,87,88
エンドポイント　3
オーバーブラッシング（Overbrushing）　74,76,77,78,88,92
オタクリスク　92
オプソニン（Opsonin）　16
オプソニン化　16

【か】

回転運動理論　30
改良型ウィッドマンフラップ（Modified Widman flap）　42
カリエスリスク　98
客観的健康　5
グレーシーキュレット　29
クレフト（Cleft）　77
クローン選択説　17
外科療法（Surgical therapy）　26
結果関連領域（Result related region）　26
結合組織移植術（Connective tissue graft, CTG）　82
原因関連領域（Cause related region）　26
健康　4
健康オタク　92

降圧剤（カルシウム拮抗剤）　72
抗菌療法　20
口腔乾燥症　97
口腔内写真　88,97
抗原提示細胞　105
咬合　109
抗体　17,108
好中球　16
抗てんかん剤（フェニトイン，ダイランチン）　72
骨移植（Bone Grafting）　118
骨芽細胞（Osteoblast）　104,105
骨欠損　124
骨整形　115
骨切除　115
骨増殖能（Osteoproliferation）　118
骨伝導能（Osteoconduction）　118
骨膜縫合（Periosteal suture）　42
骨誘導能（Osteoinduction）　118
こと　6
言葉の選択　64,93
コミュニケーション　2,7,58
コミュニケーション感度　60
根面カリエス　88,98,128
根面処理（Root conditioning）　85
根面デブライドメント　19,20,26,29

【さ】

再生療法（Regenerative therapy）　27,38,44,112,115,130
サイトカイン　105
酸蝕症（Tooth erosion）　94
自家移植骨（Autograft）　118
歯冠側移動術（Coronally advanced flap）　82
歯周病菌　14,26
歯周病菌の感染　107
歯槽頂予測切開（Crestal anticipated incision）　41
歯肉縁下バイオフィルム　12

歯肉溝浸出液（Gingival Crevicular Fluide, GCF） 13
歯肉溝内切開（Intrasulcular incision） 44
歯肉退縮（Gingival recession） 26,38,72
歯肉退縮の定義 78
歯肉退縮リスク 98
歯肉弁根尖側移動術（Apically positioned flap） 39
シャローサルカス（Shallow sulcus） 42,114
主観的健康 5
術式依存的治癒 28
上皮下結合組織移植術（Subepithelial connective tissue graft technique, 別名 Langer technique） 82
上皮細胞内 P gingivalis 22
情報提供 60
歯列不正 76
人工骨（Alloplast） 119
進行の不均一性 124
垂直性骨欠損（Vertical bone defect） 26,102,112,124
垂直マットレス縫合（Vertical mattress suture） 41,42
水平性骨欠損（Horizontal bone defect） 26,102,124
スーパーインフェクション（Superinfection） 107
切除療法（Resective therapy） 27,38,112,114,128
セメント・エナメル境（Cemento-enamel junction, CEJ） 102
セメント質の形成不全 107
セメント質剥離 107
線維芽細胞 72
線維性歯肉 26
全層弁（Full thickness flap） 43
増殖因子 119
側方移動術（Laterally positioned flap） 82
組織依存的治癒 27
組織付着療法（Tissue attachment therapy） 27,38,112,115,129

【た】

他家移植骨（Allograft） 119
脱灰凍結乾燥他家移植骨（Demineralized Freeze-Dried Bone Allograft, DFDBA） 119
単純縫合（Simple suture） 44
単独療法（Monotherapy） 21
タンパク質濃度 48
知覚過敏 128
超音波スケーラー 33
腸内細菌 21
ディープサルカス（Deep sulcus） 42,115
テクニック 2,7
特異的な破骨細胞活性化 106
突出歯 76

【な】

長い接合上皮（Long junctional epithelium, LJE） 42,113
ネガティブアプローチ 66

【は】

バイオス（Bio-Oss®） 119
バイオタイプ（Biotype） 76
バイオロジー 2
破骨細胞（Osteoclast） 103
バットジョイント（Butt joint） 84
非炎症性歯肉退縮 74,75,77,82,85,87,88
非外科療法（Non-surgical therapy） 26,88
非ステロイド性抗炎症剤 14
非適応症 87
非特異的な破骨細胞活性化 106
病気 4
病原体関連分子パターン pathogen-associated molecular patterns（PAMPs） 16
ピラミッド 12

部位特異的　107
深いポケット　112
浮腫性の炎症　26
付着の獲得（Attachment gain）　26,38
付着の喪失　129
付着レベルのフラット化　126
部分層弁（Partial thickness flap）　40,84
ブラキシズム（Bruxism）　96
ブラッシング　74,128
プロービング時の出血（Bleeding on probing, BOP）　53
プロービング値　61
プロテクチン（Protectin）　14
ペリオリテラシー　7,132
辺縁切開（Marginal incision）　40,43
傍辺縁切開（Submarginal incision）　40,43
ポーリン　14
ポケット　48
ポケット療法（Pocket therapy）　38
ポジティブアプローチ　66
補体（Compliment）　16
骨のフラット化　126

【ま】

マクロファージ（Macrophage）　105
マットレス縫合（Mattress suture）　46
メチル化　109
免疫抑制剤（シクロスポリンA）　72
もの　6

【や】

薬液　35
遊離歯肉移植術（Free gingival graft, FGG）　82
陽性的中率（Positive predictive value）　51,52,53, 54,55

【ら】

ランゲルハンス細胞　17
リゾルビン（Resolvin）　14
両側乳頭移動術（Double papilla pedicle flap）　82
リンパ球（Lymphocyte）　104,105
リンパ節　17
裂開状骨欠損　77
露出した歯根面　128

【B】

β-リン酸三カルシウム　119
Balanced Periodontics　132
Biology　7,59
BOP　62,64
BOP率　54,62,63
B細胞レセプター　17

【C】

Communication　7

【E】

Early colonizer　12
EGR法（EMD Guided Regeneration）　44,117
Evidence　7,59

【G】

GCF（歯肉溝滲出液，Gingival Crevicular Fluide）　14
GTR法（Guided Tissue Regeneration）　44,116

【H】

Holding suture　46

【L】

Late colonizer　13
LPS（Lipopolysaccharide，リポ多糖）　105

【M】

MCSF（Macrophage colony stimulating factor）　105
MIC（最小発育阻止濃度）　20

【O】

ω3脂肪酸　14
Orange complex　12

【P】

P gingivalis　13,15,22

【Q】

QOL（Quality of life）　3

【R】

RANKL　105
Red complex　13

【T】

T denticola　13
T forsythia　13
TCR，T cell receptor　17
Technique　7,59
Th2細胞　17,18
Thick-flat type　76
Thin-scallop type　76
Tリンパ球　17,105

【著者略歴】
山本　浩正
やまもと　ひろまさ

1960 年　和歌山県に生まれる
1985 年　大阪大学歯学部卒業後，O-N Dental Clinic（現 貴和会歯科診療所）に勤務
1987 年　Institute for Advanced Dental Studies にて研修
1989 年　米国歯周病学会会員，JIADS 常任講師（2003 年退任）
1994 年　山本歯科開設
1998 年　大阪大学大学院歯学研究科口腔分子免疫制御学講座在籍（～ 2002 年）
2006 年～ PEC（Postgraduate Education Course）主宰
2007 年　新潟大学歯学部非常勤講師
2009 年～大阪大学歯学部招聘教員

ペリオリテラシー
歯周治療をめぐる
情報のインプット・英知のアウトプット　ISBN978-4-263-44381-1
2013 年 2 月 1 日　第 1 版第 1 刷発行

著者　山本　浩正
発行者　大畑　秀穂
発行所　医歯薬出版株式会社

〒 113-8612 東京都文京区本駒込 1-7-10
TEL.（03）5395-7638（編集）・7630（販売）
FAX.（03）5395-7639（編集）・7633（販売）
http://www.ishiyaku.co.jp/
郵便振替番号　00190-5-13816

乱丁，落丁の際はお取り替えいたします　　　印刷・三報社印刷／製本・皆川製本所
© Ishiyaku Publishers, Inc., 2013. Printed in Japan

本書の複製権・翻訳権・翻案権・上映権・譲渡権・貸与権・公衆送信権（送信可能化権を含む）・口述権は，医歯薬出版(株)が保有します．
本書を無断で複製する行為（コピー，スキャン，デジタルデータ化など）は，「私的使用のための複製」などの著作権法上の限られた例外を除き禁じられています．また私的使用に該当する場合であっても，請負業者等の第三者に依頼し上記の行為を行うことは違法となります．

JCOPY ＜（社）出版者著作権管理機構　委託出版物＞
本書を複写される場合は，そのつど事前に（社）出版者著作権管理機構（電話　03-3513-6969，FAX　03-3513-6979，e-mail：info@jcopy.or.jp）の許諾を得てください．